認知症介護で倒れないための55の心得

健康人新書
廣済堂出版

はじめに

「認知症の情報はたくさんあるのに、なぜ認知症介護をしている人の悩みは解決しないのだろう？」

介護生活がはじまって以来、ずっとそう思ってきました。

医師、介護職による解決方法は、山ほど示されています。それなのに、介護者は常に悩みを相談しに、集いに参加したり、ケアマネさんに相談したりと、その悩みが解決する気配がありません。

認知症ご本人が亡くならない限り、悩みは解決しないと考えている方もいらっしゃいます。

わたし自身、認知症介護は4年目に突入しました。もちろん、悩みはあります。しかし、思ったほど悩みは深くなく、「しれっと」介護ができています。「しれっと」とは、何ごともないかのような状態のことです。

「工藤さんのお母さんは、まだ要介護1。軽度の認知症だから、本当の介護をしていない」

そう思われるかもしれません。けれども、要介護度が高い人は大変で、低い人はラクというわけではありません。認知症の方が病院や施設、ご自宅など、どういった環境で生活されているか、また介護する側がどういう気持ちでその人と向き合っているかで、介護の大変さは変わるものなのです。

認知症介護においては、次の2つのポイントがあります。

神奈川県・川崎市の川崎幸《さいわい》クリニック院長・杉山孝博先生が提唱する、「介護の苦労を半減させる！　認知症をよく理解するための9大法則・1原則」の中に、作用・反作用の法則があります。

「認知症の人は、介護者の気持ちを映す鏡のような存在である」

つまり、**介護者側の気持ちが、そのまま認知症の方に伝わるというのが、ひとつ目のポイント**です。

もうひとつのポイントは、元岩手医科大学の神経内科医・高橋智《たかはしさとし》氏の次のコトバです。

「認知症の周辺症状への対応は薬物療法3割、非薬物療法7割」

認知症における非薬物療法とは、音楽療法や施設でのレクリエーションなどがありますが、認知症ご本人に関心を寄せ、接する時間を増やし、話をすることも含まれます。つまり、ある意味あいまいなものが、7割も占めているのです。

大前提として、薬物療法3割はとても大切です。しかしながら、薬が合っていないなどの理由で、薬物が認知症ご本人を狂わせるというケースもたくさんあります。

●薬や一般的な認知症ケアにはない、介護者側から見た独自の視点でアプローチ

以上、「認知症の方は、介護する側の鏡であること」、「お薬以上に大切なものがある」という2つのポイントから、介護する側の気持ちや思いを変えることで、認知症ご本人の症状が落ち着き、自身の認知症介護もラクになることを、この本は目標にしています。

またこの世に、同じ認知症介護はありません。

本人の症状も家族の状況もさまざまです。なので、情報を集めたあとで、どう自分流にアレンジできるか、これがコツです。

しかし、介護する側の「気持ち」に関しては、認知症のタイプや進行状況が違っても、共通する点は多くあると考えています。

わたしは現役の介護者であり、介護者の気持ちはよくわかっているつもりです。薬や一

般的な認知症ケア以外にも、介護する側がラクになれる方法はいくつもあるのです。

うちはアルツハイマー型だから、レビー小体型《しょうたいがた》だから、軽度、高度（重度）と頭の中でご自分の状況に当てはめて考えながら、本書を読みたくなると思います。けれど、できれば、そういった意識を一度ゼロにして、まっさらな気持ちで読んでいただけるとうれしいです。

介護で苦しい日々を送られている方も、気持ちをお休みになられて、ラクな気持ちでご自身の内面と向き合うきっかけにしていただければと思います。

なお前著『医者には書けない！ 認知症介護を後悔しないための54の心得』（廣済堂出版）では、病院選びや人の輪など介護態勢づくりに関してメインに書きました。

●母の認知症テスト、３年間をグラフで振り返る

要支援1だった母が、最初に認知症テストを受けたのが69歳のときです。アルツハイマー型認知症と診断され、今はピック病と診断が変わっています。要介護1になりました。

要介護3だった祖母は、89歳のとき1度だけテストを受け、30点満点中わずか5点でした。祖母は、やや高度のアルツハイマー型認知症でした（90歳で他界）。

母と祖母の改訂長谷川式スケールの推移(3年間)

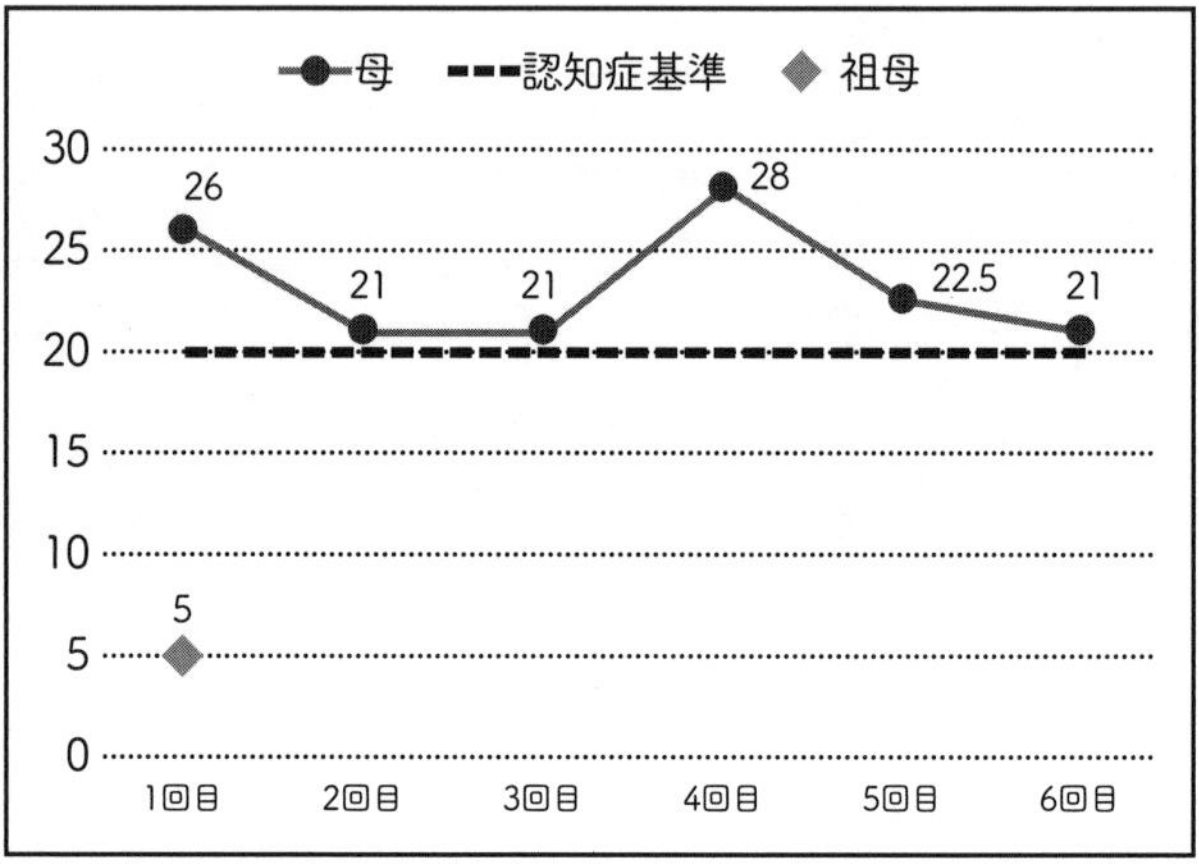

最初の1年は、母に何度もテストを受けさせました。しかし、改訂長谷川式スケールという認知症テストの開発者・長谷川和夫先生の講演会で、年1回で十分といわれ、今はそうしています。

20点以下の場合、認知症の可能性が高いとされていますが、母は20点以下でなくても、明らかに認知症の症状があります。

69歳の認知症有病率は約1・5%とされていて、確率が低いにもかかわらず、発症してしまった母。認知症にしては若いぶん、進行が早いはずなのですが、テストの点数は3年間キープできています。かかりつけ医からも、発症した年齢や3年という月日を考えれば、順調といわれています。

抗認知症薬（レミニール、ウインタミン）は、通算で2カ月程度しか飲んでいません。薬を使用したことで、ハイテンションになったり、眠くなってしまったためです。

あとは、河野和彦《こうのかずひこ》先生（名古屋フォレストクリニック）のコウノメソッドが推奨する米ぬかサプリメント「フェルガード100M」と「フェルガードB」がほとんどです。フェルガードは、医師の紹介により買うことができます。

独居の母は、週2回のデイサービス、ゴミ捨てなどの訪問介護、週1回の訪問リハビリ、隔週で訪問看護を利用しています。母は難病指定されているシャルコー・マリー・トゥース病による、手足の筋萎縮《きんいしゅく》がゆっくり進行しているため、特に歩くことが不自由という状態です。

認知症の症状としては、同じことを何回もいう、お風呂に入らない、時間に関係なく何度も電話してくる、夜中の失禁、作話《さくわ》をする、人の悪口をいう、同じモノを何個も買う、薬の管理ができない、冷蔵庫に腐ったものがある、もの盗られ妄想などがあります。

なぜ3年間安定しているかを分析してみると、まず、医療面でベストだとわたしが考えているコウノメソッドを早期に実践できたこと。

また、認知症の方との接し方を研究して、家族全員で勉強し、早期に実践できたことが挙げられます。


わたしは、認知症に関する医療、ケアの専門的知識は、プロに遠くおよびません。しかし、祖母と母のタイプの違う認知症を体験し、3年間コツコツと実践し、ブログで認知症に関することを発信し続けたことにだけは、自信があります。

今までの発信量は、400字詰原稿用紙で、2000枚以上分に当たります。

なぜ発信が大切なのかについては、本書の最後に書いてあります。介護するみなさんにも、関係していることです。


発信するためには、たくさん情報収集をしないといけません。日々勉強が必要ですが、決して使命感ではなく、楽しくやっています。ブログ読者のみなさんに、何か「気づき」をもってもらいたい、親子の何気ない日常から、何かを感じてもらいたい、そのための日々の努力や好奇心、探求心は決して期待を裏切らないと思っています。

なかには、エビデンス（根拠）が足りない、科学的にも証明されていないところもあるかもしれません。しかし、認知症は根拠のあるはずの薬でも根治しませんし、教科書的な認知症ケアでうまくいかないことは、よくありました。

自分が実践して成功したら、それが答えなのです。

「人の心を変えるのは難しい、でも自分を変えるのは簡単」

認知症の方もそれ以外の人も、その心を他人が変えるのは難しいです。

しかし、自分自身、つまり介護する側の心は変えられます。わたしは、医師や介護職とは全く違う視点で、認知症介護にアプローチしています。

わたしの数々の失敗から、何かを得ていただけたらうれしいです。

心得０■本心じゃない！認知症という病気がそうさせているんだ！

「うるさいっ！」

臨時で来ていただいたヘルパーさんとの会話が何時間も止まらないという、認知症の症状を示した母に対して、突然、祖母がキレました。祖母は子宮頸《しきゅうけい》がんと大腿骨骨折《だいたいこつこっせつ》をわずらい、のべ４つの病院を転院したあとの、９カ月ぶりの帰宅でした。

母もピタッと話を止め、場が凍りつきました。死が迫っていた祖母の最期の説教にも思えました。久々に威勢のいい祖母を見たわたしは、こう思いました。

「祖母の本心ではない、認知症という病気がいわせているんだ！」

「祖母の問題ではない、あとはわたしがどう処理するかだ」

祖母は余命半年と宣告されていましたが、その期間はすぎていました。死を目前にした人へのやさしさからこう思えたのですが、どんなときもこのようなとらえ方は忘れちゃいけないとも感じました。もし、日常的に何度も「うるさいっ！」といわれていたら、感情的に反応してしまっていたでしょう。

このように介護生活の中で、感情に任せてケンカをしたり、手が出たり、いいすぎてしまったりすることって、何度もあると思います。そんなとき、こんな気持ちになりませんか？

「あぁ、またやってしまった」

時間差でやってくるあの後悔の念、そして自己嫌悪。

なぜ後悔し、自己嫌悪になるのでしょう？

それは、**認知症という病気を憎んでいるのであって、その人を憎んではいない**からです。

自分が本当の悪人なら、憎しみだけが支配し、後悔も自己嫌悪もありません。たとえ、介護を放棄しても、何も感じないはずです。

しかし、この本を手にされているということは、もちろん悪人ではないということです。やさしい気持ちをもち合わせているから、悩むのです。

本書では、そんな複雑な思いを抱えた、認知症介護をする人の内面とも向き合っていきます。

認知症介護で倒れないための55の心得／目次

二章 ココナッツオイルで挫折したワケとその解決法

認知症の便利グッズ編

三章　若かりし頃の「お仕事」は認知症の人の心を最高にゆさぶる

認知症の人と社会のつながり編

制作スタッフ
編集協力／大西華子
イラスト／みわまさよ
校正／矢島規男
企画協力／企画のたまご屋さん
ＤＴＰ／（株）三協美術
編集／江波戸裕子（廣済堂出版）

一章

認知症の人との接し方、コツ編

同じモノをいくつも買ってしまったときのわが家の対処法

この章では、介護における認知症の方との接し方などについて、お話しします。

心得1■認知症テストを出題する人の雰囲気によって結果は大きく変わる

認知症のテストの最中、介護者のみなさんは何をされていますか?

わたしは母のそばで、「気配を消しながら」その内容を聞くようにしています。

なぜ気配を消すか、それは母は息子がそばにいるとつい、「ひろ、今って何月だっけ?」と答えを聞いてくるからです。あくまで医師や看護師、認知症本人の雰囲気をこわさないよう、わたしは陰で聴いています。

母にヒントをくれる看護師さんもいらっしゃいますし、淡々と質問する医師もいます。

じつは、**医師やその看護師さんの雰囲気がやさしいか、ピリピリとした緊張感を出しているかなどが、点数に大きく影響します。**

わたしは、テストの点数だけでなく、そのときの答え方も加味して考えるようにしています。絶好調で20点だなとか、あれだけヒントをもらっても8点だったとか、点数の意味

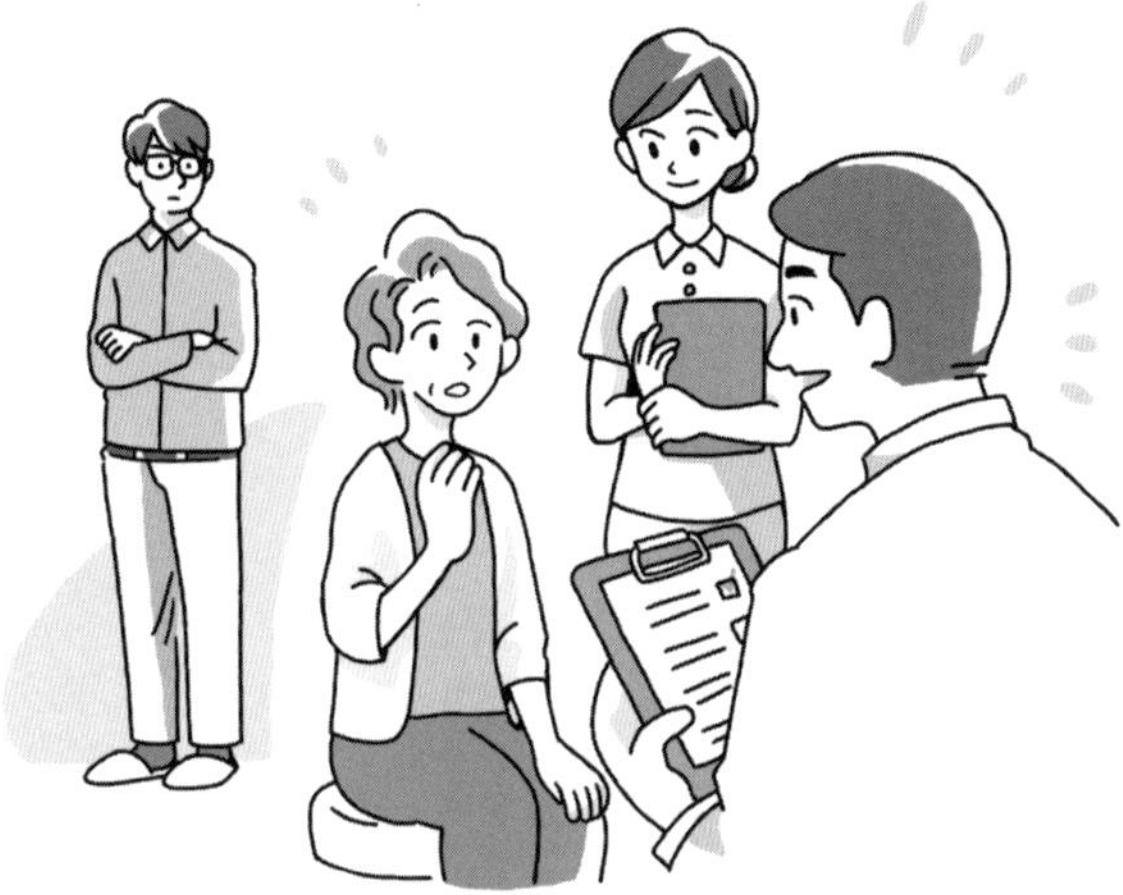

を知ることができます。

また、どの設問で間違えたかというところも、見ています。母は年齢、日付、場所で間違います。それ以外は、わりとすらっと回答できます。過去6回のテストすべて、回答を横で聞いていますが、いつも同じところで間違うので、安心しています。

もし違う設問で間違えたら、何か症状に変化があるかもしれません。それぞれの設問に、意味があるためです。

医師はたくさんの患者さんを診るので、紙上のスコアはわかりますが、雰囲気まで細かく覚えるのは難しいでしょう。しかし、家族は雰囲気や答え方まで覚えておくことができます。

そして、点数がよくても悪くても、われわれは一喜一憂しないことです。要介護認定のときにもありますが、認知症の方も、お医者さんの前ではよく見せようとして、ふだん以上のパフォーマンスを示すこともあります。また、調子がたまたま悪いこともあります。ですから、点数だけで喜んだり心配したりせず、認知症テストの内容に注視して解釈することが大切です。

心得2■要介護認定の日は家族の立ち会いは必須です

要介護認定とは、介護サービスの必要度をコンピュータと専門家が判断するものです。要支援1から要介護5までの7段階で評価されます。

この要介護認定ですが、介護者は必ず立ち会うべきです。介護度に影響し、下手すると介護サービスを十分に受けられなくなる可能性があるため、必ず立ち会ってください。

じつはわたしは、最初の要介護認定のとき、都内で仕事のため立ち会いができませんでした。後日、調査員の方と電話でお話しすると、

「お母さまはきちんとしてらして、認知症らしい症状はなかったですよ」

といわれました。

先日の要介護認定でも、2年ぶりに自分の年齢をピタリと当ててしまった母。さらに、「わたしはできる」アピールを連発。本人のプライドを傷つけないように、わたしが調査員の方に目配せや動作で対応し、否定しました。

樹木希林さんの認知症治療CMで、「先生の前だと、シャンとするんですよ」というセリフがありましたが、母は調査員さんの前でシャンとしてしまったのです。いいところを見せようと、がんばってしまうのです。

心得43でお話ししますが、わたしは母の専門家なので、ウソを見抜けます。しかし、会って数分の調査員さんは、母の言葉を真に受けてしまいます。

そのまま、「できる人」と判断され、介護度が低くなって、十分な介護サービスを受けられないおそれもあります。**専門家である家族が立ち会って、ご本人の「本当の」生活ぶりを説明してあげることが大切**です。

事前の対策としては、安心介護というサイトに「白ひげ先生のらくらく要介護認定チェック」(http://ansinkaigo.jp/kaigodocheck/)というページがあり、無料会員登録するとシミュレーションができます。また、認定調査票がネット上で見られるので、質問項目を予習することもできます。

普段の様子を文書でまとめて、調査員さんに渡すのもいいでしょう。

●要介護認定の結果を請求できる

認定調査の結果は、市区町村に請求すると開示してもらえます。要介護認定の際、移動や排泄《はいせつ》、意思疎通が図れるかなどを調査員が「できる・できない」と判断しますが、開示してもらうとその答えがわかります。また、主治医意見書も開示可能ですが、医師が開示に同意しないと、厳しいようです。

請求の仕方は2つあります。

ひとつは市区町村の介護保険課に認知症ご本人を連れて行くか、係の方に自宅まで来てもらう方法。もうひとつはケアマネージャーさんにお願いするという方法です。

各市区町村ごとに手続きが違いますので、

「介護保険認定調査結果　○○区（市）　開示」

これでネット検索をして、調べてみてください。インターネットをしない場合は、各市区町村の役所にある介護保険課へ電話するとよいでしょう。

認定結果に不服があったり、過去の認定結果と今回の結果を比較してみたりと、用途はいろいろありますので、必要に応じてトライしてみてください。

心得3■「興味・関心チェックシート」を使って、認知症ご本人の興味を見つける

母は手足が筋萎縮しているため、週1回のリハビリをしています。歩行訓練や手足の可動域訓練が中心です。しかし、それだけでは物足りず、母の生活に刺激を与えて、何か社会的役割をもたせたいと作業療法士さんに相談し、導入したのが「生活行為向上マネジメント」というものです。

この手法を用いると、QOL（クオリティ・オブ・ライフ：人間らしい生活を送り、幸せであるかの尺度）が、1年後も維持されるという日本作業療法士協会のデータもあります。

具体的には本人や家族から、望む日々の活動を作業療法士がヒアリングし、目標を決め

て評価、見直しを行って、ケアマネさんやほかの介護職の方と情報共有するというものです。

それを実行するためのツールとして、「興味・関心チェックシート」というものがあります。

日本作業療法士協会のホームページで、このシートが見られます。いくつかの生活行為に対して、現在しているもの、これからしてみたいもの、興味があるものをチェックしていきます。

シートを使ってわかることのひとつ、それは家族にもわからなかった認知症ご本人の興味です。

たとえば、絵が描きたかった、ボランティアをしたい、自分でトイレへ行きたい、お風呂は1人で入りたいなど、家族も知らなかった本人の潜在的な興味や関心が明らかになります。

わが家の場合は、作業療法士さんに、デイサービスにこのシートをもっていってもらいました。母が通っているデイは、決まりのレクリエーションがなく、自分でやりたいことを申告する必要があります。このシートから、やはり母は特に料理が好きでやりたいと思

興味・関心チェックシート

氏名：＿＿＿＿＿＿＿＿＿年齢：＿＿＿歳　性別（男・女）記入日：H＿＿年＿＿月＿＿日

表の生活行為について，現在しているものには「している」の列に，現在していないがしてみたいものには「してみたい」の列に，する・しない，できる・できないにかかわらず，興味があるものには「興味がある」の列に○を付けてください．どれにも該当しないものは「している」の列に×をつけてください．リスト以外の生活行為に思いあたるものがあれば，空欄を利用して記載してください．

生活行為	している	してみたい	興味がある	生活行為	している	してみたい	興味がある
自分でトイレへ行く				生涯学習・歴史			
一人でお風呂に入る				読書			
自分で服を着る				俳句			
自分で食べる				書道・習字			
歯磨きをする				絵を描く・絵手紙			
身だしなみを整える				パソコン・ワープロ			
好きなときに眠る				写真			
掃除・整理整頓				映画・観劇・演奏会			
料理を作る				お茶・お花			
買い物				歌を歌う・カラオケ			
家や庭の手入れ・世話				音楽を聴く・楽器演奏			
洗濯・洗濯物たたみ				将棋・囲碁・ゲーム			
自転車・車の運転				体操·運動			
電車・バスでの外出				散歩			
孫・子供の世話				ゴルフ・グランドゴルフ・水泳・テニスなどのスポーツ			
動物の世話				ダンス・踊り			
友達とおしゃべり・遊ぶ				野球・相撲観戦			
家族・親戚との団らん				競馬・競輪・競艇・パチンコ			
デート・異性との交流				編み物			
居酒屋に行く				針仕事			
ボランティア				畑仕事			
地域活動（町内会・老人クラブ）				賃金を伴う仕事			
お参り・宗教活動				旅行・温泉			

生活行為向上マネジメント

っていることがハッキリしたので、それを取り入れた料理リハビリをしてもらっています。

介護者は認知症の人の「できないこと」ばかりに注目してしまうのですが、ヒアリングしてみると「やってみたいこと」がわかります。

認知症の人がよりイキイキとした生活を送るために、そしてできないという介護者の決めつけを解放するために、一度チェックシートにトライしてみてはいかがでしょう。そして、ケアマネさんと相談し、希望がかなう施設やサービスがあるか、探してみるとよいでしょう。

心得4■大嫌いなあの人を、認知症介護しないといけない場合

前著の感想として、意外と多かったのが

「褒《ほ》めることが最強の薬といっても、なかなかできない」

というものでした。

わたしは幼少期から母と仲がよく、そんなにケンカもしなかったので「褒める」ことに

抵抗はありませんでした。でももし、ケンカが絶えず、大嫌いな親だったら、褒めることはできなかったかもしれません。

また、わたしは母とは仲がよかったのですが、亡くなった祖母とは仲が悪く、よくケンカをしていました。祖母はお金にとにかくうるさい人で、わたしが20歳のとき、突然手帳を出しこういいました。

「これ、今まであんたにあげたお金」

手帳には出産祝いから、毎年のお年玉、大学入学祝いまでの金額、すべてがメモしてありました。

「今までの金、全部返すわ！」

わたしもつい、いい返してしまい、激しいケンカになりました。

ところが祖母が認知症になると、金にうるさいあの勝気さは消え、別人になってしまったのです。そして追い打ちをかけるように、半年という余命宣告。目の前にいる祖母は、ただ弱りきった死を迎えるだけのおばあちゃんでした。

どんなに嫌いでも、どんなに憎くても、肉体は衰え、やがて死を迎えます。認知症の進行とともに、体も中身も変化していくという未来を想像することが大切です。とはいえ長年の恨みや憎しみは、そう簡単に消えないかもしれません。

どんな認知症ケアの本にも、「そもそも本人を好きか嫌いかという気持ちと向き合う」とは書いていないようです。しかし、嫌いなら、どんな認知症介護ノウハウも、気持ち半分になってしまうし、やる気も起きないでしょう。

それでも、少しだけ未来を想像してみてください。ひょっとしたら、少し先すらない可能性だってあります。そんなとき、感情にとらわれて、**認知症介護をしていなかったら、後悔するのはあなた自身かもしれません。**

杉山孝博先生は、認知症の人は、老化のスピードがそうでない人の2倍から3倍だといっています。

余命半年というゴールを見せつけられ、弱りゆく祖母を見たとき、わたしの気持ちは一変しました。

介護者が思っている以上に、認知症の方の老化は進みます。どんなに嫌いでも残された時間は、意外と短いのかもしれません。

そう考えると、少しは褒めることができるのではないでしょうか？

心得5■「ネガティブ妄想」はつらい。でも「ポジティブ妄想」なら耐えられる！

認知症の典型的な症状のひとつで、介護者のストレスになるものに「妄想《もうそう》」があります。

生活とリハビリ研究所代表の三好春樹《みよしはるき》さんは、認知症の方の妄想には、次の3つのタイプがあるといっています。

①被害者利得型

認知症ご本人が、被害者を装い、まわりの関心と同情を誘います。自分が失くしたにもかかわらず、だれかに盗られたと装う「もの盗られ妄想」もこのタイプです。被害者になることで、構ってほしい！　大切にして！　注目して！　と利を得るような妄想をいって、注目を集めます。

②心理的負担解消型

被害者利得型とは真逆で、大切にされすぎると、今度は心理的な負担を感じるというものです。人に迷惑をかけるなといわれ育ってきた世代が、介護状態になると迷惑をかけることになります。その心理的な負担に、耐えられなくなってしまうのです。

自分が加害者で、お世話する人は被害者という、お世話になりっぱなしの関係をなんとかしようと、家族やヘルパーさんを加害者にし、自分を被害者にすることで関係を逆にして心のバランスをとります。

③老化拒否型

コトバのとおり、老いを認めないというものです。たとえば、煮物のニンジンが煮えていなかったとき、実際は母の煮る時間に問題があるのですが、「今日のニンジン、古いやつで堅かったから」という妄想をいいます。自分の能力が劣っていることを決して認めない、自分はまだまだ現役だという思いの強さから、つくり話や妄想をするタイプです。

認知症でなくても、自分の立場を常に優位に保ちたいというタイプの人もいるでしょうが、認知症の人はどうしてもアラが出てしまい、ほかの人にばれてしまいます。理性が少し、不足しているからです。

わたしはこれら3つの妄想のタイプを知ったとき、人間は複雑な生き物だと痛感しました。

ただし、妄想の型がわかったところで、日々同じ妄想はくり返されます。どうしたらいいものかと悩んでおりましたが、デイサービスの利用がきっかけで、妄想の「中身」が変わりました。

妄想の量に変わりはありません。しかし、**妄想の質が変わったことで、受け手である介護者側が、とてもラクになった**のです。

●妄想の質を変えると介護者がラクになる

母のネガティブ妄想は、親族が部屋を荒らしてモノを奪うというものです。これは、タイプ①の「被害者利得型」に当てはまります。

鬼の形相で訴える母を見ていると、さすがに滅入ってしまいます。しかも2年以上、同じ妄想をいい続けたため、わたしもかなり疲弊していました。ご近所から悪口をいわれたという妄想も加わって、ただ聞いてうなずく日々が続きました。

ところがデイサービスに行くようになり、多くの人と会って話す機会が増え、料理の手伝いをするようになった途端、母の会話は一変したのです。今までのネガティブ妄想は、すべてデイサービスでの出来事に話が変わりました。その内容が100%合っているわけではないのですが、それでも内容はポジティブなものでした。

「Aさんね、いつも髪の毛をビシッと決めて、お嫁さんのこと褒めるのよ」

「Bさんは本当に絵が上手でね、わたし、もらってきちゃったのよ」

部屋荒らしのことや悪口は聞くに耐えません。でもデイサービスでの話は、たとえ間違っていてもポジティブな内容なので、いくらでも聞くことができたのです。

ネガティブな妄想は、独居でだれとも触れ合うことなく、つくり話を何度も何度も思い返してしまうことで、本人なりの確信をもった事実としてつくり上げられていたのです。

社会的な役割を与えてあげる、人と触れ合う機会を増やしてあげることで、ネガティブ妄想をポジティブ妄想へ変えられるかもしれません。

妄想の質が変わるだけで、介護者の負担はだいぶ解消されます。

心得6■同じモノをいくつも買ってしまったときのわが家の対処法

わたしの母が、ジャムを6個買ってしまった写真が、あるときＹａｈｏｏ！ニュースに載り、フェイスブックで一気に拡散されたことがありました。

認知症の症状ではよくあるものですが、反響の大きさに驚きました。ラーメンを6玉も買って、冷蔵庫の中で見つけることもありますし、わが家ではよくある光景です。

認知症の本では、近所のスーパーに事情を伝えておいて、返品するという方法が書かれていることがありますが、個人商店でもない限り、同じ店員さんがいつもいるわけではないので、わたしは伝えていません。あまりにも頻繁に起きるようならそのような方法を今後とるかもしれませんが……。

●買い物療法によるリハビリと考える

母は1人で買い物ができないので、デイサービスに行ったときにデイの職員さんにつきそってもらって買い物をしています。

冷蔵庫の在庫管理もできないので、買い物リストをヘルパーさんにつくってもらい、デイの職員さんに渡しています。

「多少お金を使いすぎても、同じモノを何個買っても構いません」

とデイには、ゆるい管理でいいと伝えています。買いすぎると食品が腐ってしまうし、ムダ遣いにもなります。しかし、これも介護費用のうちと考えています。

要らないモノを買ってしまうことに、介護者はイライラしてしまうかもしれません。しかし、本人にモノを買うという能力が残っていて、お金を払うことができています（お札ばかりで支払い、小銭がたまりますが）。**買い物という行為を通じて、社会とのつながりができています。**足や手の筋力アップにもなっており、いろんなメリットもあるのです。

静岡県浜松市では、軽度認知症の重度化予防策として、買い物や調理などを認知症の方に行わせる取り組みがなされています。

また、「買い物療法」という言葉もあるくらい、買い物を認知症のリハビリに使うこともあります。

ですから、買い物の管理はゆるくしているのです。

●賞味期限・金額の上限にも注意

母は賞味期限管理もできないので、腐った野菜がよく野菜室に残っています。

わたしが盛岡へ帰省して、最初にやることが冷蔵庫整理です。認知症にかぎらず、一般的にご高齢の方は、もったいない精神からなかなかモノが捨てられません。

ある日、思わぬところで、わたしは急性胃腸炎になってしまい、5日間ほど眠れない日々が続きました。原因は、母がこの賞味期限切れの野菜でつくった煮物でした。わたしは風邪気味なうえ新幹線で移動したところだったので、思った以上に体力が弱っていてかかってしまったようです。

買い物はリハビリの一種とはいえ、賞味期限のチェックは必要です。

また、高額商品を何度も買ってしまうことも考えられます。

そういったことがないよう、母には現金は3万円以上もたせていませんし、クレジットカードもありません。キャッシュカードもすべてわたしが管理していて、生活に必要なお金はいっしょにATMへ行って、おろすようにしています。

心得7■3年間お風呂に入らない母についての考え方

　母は家でも、デイサービスでも、いつもお風呂に入りたがりません。

「お風呂にいつも入らないなんて、信じられない！」

　そう思われるかもしれません。わたしも介護がはじまった初期の頃は、母をどうやってお風呂に入れようかいろいろ考えました。祖母は病院で機械入浴でしたが、お風呂が本人にとって気持ちいいものだったかどうかは、正直わかりませんでした。

「お風呂入らないと臭うよ」

　という、脅しをかけたこともあります。介護職の方ならば、「入浴拒否」という言葉を使ってしまうかもしれません。

「ウォシュレット使っているから大丈夫」

　これが母の口癖で、何が大丈夫なのかよくわかりませんが、手足が不自由で独居の母は、入浴が怖いのです。お風呂に入って転倒でもしたら、だれも助けてくれる人がいないとよくいいます。また、日中に入ると、湯冷めするということも訴えます。昼間にお風呂に入る習慣がないので、病院や施設などの入浴時間に違和感をもっているようです。

わからないでもないのですが、夜中に失禁したときは、自分で下半身だけシャワーを浴びています。つまり、非常時は、風呂場に行くということです。

しかし、少なくとも3年間、母は湯船につかっていません。下半身は失禁時に洗い、台所で顔と髪は洗いますが、上半身は3年も洗っていないのです。

デイサービスで入浴の声掛けをしてもらったり、デイのお風呂を撮影して、家よりも安心ということを数カ月訴えてみましたが、今のところは入りたがりません。

●入浴しないことよりも怖い、高齢者のヒートショック

しばらく葛藤《かっとう》があったのですが、ある事実を知ってからはゆっくり取り組むことにしました。

まず、家族に母が臭うかどうか聞いてみると、あまり臭わないという回答でした。体の代謝が落ちているためです。入浴しないと皮膚炎や感染症の恐れがあるという話を聞きますが、今は特に問題ありません。

それよりも注意すべきだと知ったのは、入浴にともなうヒートショックです。ヒートシ

ヨックとは、急激な温度変化で血圧が激しく上下に変動することで、失神、不整脈、脳梗《のうこう》塞《そく》などを起こす現象です。冬場に起こりやすく、65歳以上は特に注意が必要です。

２０１１年の調査によると、ヒートショックによる事故死は１万７０００人で、交通事故による死亡者数（４６１１人）をはるかに上回っています（東京都健康長寿医療センター調べ）。

対策としては、脱衣所や浴室の暖房器具の設置、お湯の温度は41度以下、高い位置からシャワーでお湯はりをして、浴室を暖めるといった方法があります。

盛岡の冬は寒く、築50年にもなるわが家は、外気温とそんなに差がない状態です。実家には、浴室暖房がありますが、使い慣れてない母は使いません。

家で入浴しないことは、ヒートショックで亡くなるリスクを軽減しているとわたしも考えて、無理強いはしないようにしています。

家以外（たとえばデイサービス）に関しては、ヒートショックの心配がないので、

「デイのお風呂、いいらしいよ」

と、くり返しいい続けています。

心得8■「ノーをイエスに変える技術」で認知症の人を動かす

ベストセラー『伝え方が9割』（ダイヤモンド社）の著者で、コピーライターとして活躍されている佐々木圭一さんをご存知ですか？　文章を書くことを生業《なりわい》としているわたしにとって、伝え方はとても大切です。それで、佐々木さんのセミナーに参加したのですが、そこである気づきを得たのです。

●いわれたことしかやらない人に何と伝えるか

そのワークショップで、次のような課題を与えられました。

「いわれた仕事はやるけど、自発的に仕事をやらない部下の加藤さんに、どう伝えたら自発的に動くようになるか」

参加者の隣の女性と、この問題解決をすることになりました。話し合っていると、佐々木さんから7つの切り口、「ノーをイエスに変える技術」を使って考えてほしいといわれました。
7つの切り口というのは『伝え方が9割』でも述べられている、以下の内容です。

①相手の好きなことを想像すること
②嫌いなことを想像し、それを回避する
③選択の自由を与える
④認められたい欲を刺激する
⑤あなた限定
⑥チームワーク化する
⑦感謝から入る

この技術を聞いて思ったこと、それは認知症の人との接し方にそのまま使える！　ということでした。たとえば、家にヘルパーさんを入れたがらない、頑固な父親がいたとします。

①は「お父さん、若い女性とお話しするの、好きよね？」。思わず、イエスといいたく

なります。相手の好きなことを想像した結果です。

②は「ヘルパーさんを、拒否しないで」ではなく、「大好きな肉じゃが、食べられなくなると困るでしょ」。父にとって、肉じゃがを食べられなくなるのはイヤなこと（嫌いなこと）なので、それを回避しようといういい方に変えています。

③は「お父さん、男性と女性、どっちと話したい？」。AとBどっち、といわれると、ついどちらかを選択してしまいます。

④は「お父さん交渉上手だから、わたしの代わりに話してくれない？」。しょうがないな、話してやるかとなります。

⑤は「わたしとは話したくないって、お父さんじゃないとだめだって」と、限定感を出します。

⑥は「わたしといっしょに、あの人に会ってくれないかな」。

⑦は会ってちょうだいではなく、「会ってくれてありがとう、お父さん」といいます。

この技術は、相手の心を動かすものだと思います。**相手に無理やり介護者の気持ちを押しつけても、だいたいうまくいきません。**

この7つの技術をベースに、みなさんのコトバに置き換えて実践してみてください。

●母を初めて病院に連れ出したときのコトバ

もうひとつ、心を動かすために、「沈没船ジョーク」の話をご紹介します。

世界中の人が乗った豪華客船。今まさに、沈没しようとしています。脱出用ボートはありますが、定員オーバーで全員は乗れません。そこで船長が各国の人に、なんといって海に飛び込ませたか？

アメリカ人：「飛び込めばヒーローになれますよ」

イタリア人：「海に美女が泳いでいますよ」

日本人：「みなさん、もう飛び込みましたよ」

この「みんなもやっている」というコトバは、ほとんどの日本人を動かす力があります。もちろん、認知症の方にも有効です。たとえば、病院に行きたがらないとき、

「ご近所もみーんな、健康診断受けるって」

認知症の疑いがあり、初めて病院へ連れ出すとき、こういって母を動かしました。デイサービスなんか行きたくないといわれたときも、「今日はみんな、デイに来るらしいよ」。これで、行く気になってくれました。

認知症の方を説得するとき、この「ノーをイエスに変える技術」や「沈没船ジョーク」

を思い出して、無理やりではなくコトバで納得してもらい、自然に動いてもらってはいかがでしょう。

たとえ1度目はダメでも、数分時間をおいて何度かチャレンジするとうまくいくこともありました。

心得9■「慣れ」という最強の処方せんを、介護する人は全員もっている

実家の全自動洗濯機は、わたしが学生時代から使っていた20年近く前のものです。ここ数年、調子が悪く、特にひどかったのが糸くずの付着でした。黒い服には洗うたび、白い糸がびっしりりつくのです。

「そろそろ寿命だね、この洗濯機」

次に故障したら、新しく買おうと決めていました。

ところがある日、洗濯機の糸くずフィルターを見ると、白い大きなかたまりがありました。

「これ、糸じゃない、紙だ！　なぜ、洗濯機の中に？」

触ってみると、トイレットペーパーでした。

理由を探るため、毎日チェックし、ある日答えを見つけました。母は、トイレットペーパーを、尿パッド代わりに使っていたのです。夜中に失禁し、パンツを洗濯機に入れる際、ペーパーを捨て忘れるためでした。

この事実に気づくのに、2年かかりました。今思えば、母の言動に違和感がありました。

「トイレットペーパーは、シングル買ってきて！」

ずっとダブルを使っていた母が、どうしてシングルなのか？　当時はわかりませんでしたが、シングルのほうが尿パッドとして使いやすかったのです。この話をデイサービスで話したら、そういう人もいますよと教えられ、びっくりしました。

紙くずだらけの洗濯物と格闘しながら、「どうしたら、やめてくれるだろう」、そう考えていました。

「トイレットペーパー、洗濯機に入れちゃダメ！」

と声を荒らげたくなる場面です。しかし、母を怒鳴ったり叱ったりしないと決めているわたしは、しれっとパンツを洗濯しました。怒鳴ったりしないのは、**認知症の人は注意さ**

れた内容は忘れても、怒られたというイヤな感情は覚えているからです。

次にパンツを洗ったときには、市販の尿パッドを使ってもらうことを思いつきました。こっちのほうが捨て忘れにくいのではと。

「どうやって、尿パッドを使ってもらうようにしようか？」

3回目のときは慣れてきて、母を説得するシンデレラストーリーを脳内で完成させ、鼻歌交じりで洗濯しました。

「ばあさんが使わなかった尿パッドの残りあったよ、試しにこれ使ってみたら」

もちろん、わたしが買ってきた新品です。祖母はこういう薄い尿パッドは使っていませんでした。「もったいないから」というもっともらしい理由づけをして、母のプライドを傷つけないようにしました。

「なんかごわごわして、イヤ。女の人はいろいろ大変なのよ」

そのときはあっさり拒否されてしまいました。それでも、母の寝室の枕元に、毎日毎日尿パッドを置き続けました。すると、3か月後に尿パッドを使ってくれるようになりました。

しかし、尿パッドも洗濯してしまうという事件が起きました。

水を吸った、イクラの卵のような透明のジェルボールが、洗濯機の渦の中で回っていました。ジェルを洗い流し、洗濯槽も掃除して洗濯し直すと、2時間近くかかります。

これも2回、3回とくり返していくうちに、「慣れ」が生まれてきました。

母のパンツを洗うのかという思いが、今では抵抗なく、ブログネタにしようと考えられるようになりました。考えてみたら、冒頭でご紹介した、祖母が突然キレることも、いつのまにか慣れていました。

初めて見る症状に驚き、悲しみ、悩む介護者は多いです。

でも、その症状は1回ではなく、何度も何度もくり返されます。

ですから、毎回、初めてのような驚きはないはずです。最初は大変だけど、いずれ慣れてしまいます。

「慣れ」という最強の処方せんを、認知症介護する人はだれもがもっているのです。

「慣れ」は介護者の成長の証です。

心得10■同じことを何度も話すことの先にある不安

前著では、介護者は同じことをたった5回いわれただけで、ストレスを感じるという話をご紹介しました。その対処法として、「いつ・どこで・だれが・何を・なぜ・どのように」という5W1Hで回答を紙に書いて用意しておき、認知症の方に読んでもらう「メモメモ切り返し法」もご紹介しました。

この心得は、さらにその先を行く話です。

どんなにわたしが完璧な回答を用意し、メモを見せたところで、その日は解決できても次の日はまた同じことのくり返しです。5回を30日聞き続けると、150回になってしまいます。

ある日、母が急にシュンとなり、こういいました。

「ねぇ、おかしいことといってない?」

認知症ご本人にも波があって、突然霧が晴れたかのように、普通に近い状態になることもあります。おかしいかと聞かれ、少しショックを受けました。同じことをくり返している自分への不安が、表に出てきたコトバだと思いました。

「大丈夫、問題ないから。別に命に関わらないことだから」

不思議なもので、同じことを何度もいわないよう、自分に制限をかけようとする母を見ると、悲しい気持ちになりました。その葛藤は必要？　そう思いました。

だったら、**気兼ねなく、何回もくり返してもらったほうが、わたしも悲しい気持ちにもならないだろう**と。

また、本人が話すことに不安を覚えて、黙り込んでしまうほうが、もっとやっかいだと考えました。黙ってしまうと、認知症の人の気持ちがつかみづらくなり、五感を研ぎ澄まして観察しないといけないので、もっと大変になるからです。

「忘れてもいいよ、こっちで覚えておくから大丈夫！」

母の連続攻撃を受け続けて、4年目に突入し、どうやら介護者として次なるステージに入ったようです。「慣れ」という処方せんは、ここでも発揮されています。

以前は5回にこだわっていましたが、不安に思う母を見てしまったことで、8回ぐらいまで聞き続けるスキルを身につけました。

もちろん、「メモメモ切り返し法」は実践しています。イラッとすることもあるし、と

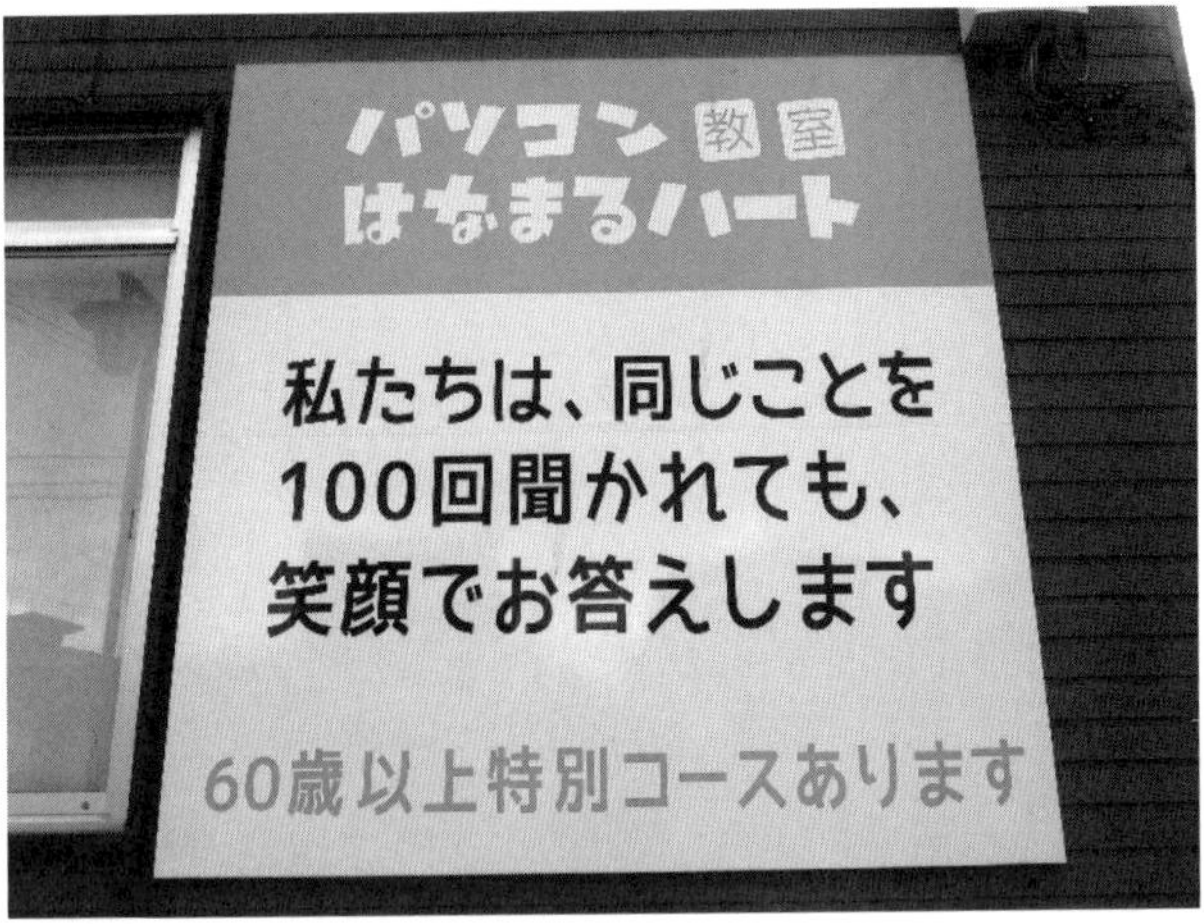
パソコン教室
はなまるハート
私たちは、同じことを
100回聞かれても、
笑顔でお答えします
60歳以上特別コースあります

「100回聞かれても、笑顔でお答えします」は、㈲ホエールの商標です。

きにはケンカになることもあります。

しかし、母の不安げな表情を見て考え直すわたし。介護者としてのレベルがひとつ上がった気がしました。

上の写真は、あるパソコン教室のキャッチコピーです。

通われている生徒の7割が60歳以上。インストラクターはパソコン操作に関して、何度も何度も同じ質問を受けます。それに対して、この写真のような気持ちで対応するそうです。

わたしたち認知症介護する人も、100回はムリでもその気持ちだけは見習いたいですね。

心得11■「徘徊」がうらやましいと思うわたしの心理

祖母は大腿骨骨折《だいたいこつこっせつ》をし、リハビリに挑むも認知症でその意味を理解することができず、そのまま寝たきりになり、死を迎えました。

誤解を恐れずにいうと、わたしは徘徊《はいかい》する認知症の人をうらやましく感じることがあります。

深夜の徘徊もある。警察のお世話になる。ひとときも目が離せない。万が一のこともある。徘徊がどれだけ大変かわかってない！　おっしゃるとおりです。NHKの調査によると、徘徊で行方不明になった人の平均行方不明回数は6・3回だそうです。

祖母は、入院してから徘徊がはじまりました。半年でのべ4つの病院を転院した祖母の病室は、必ずナースステーションの前でした。ベッドの脇には離床センサーがあり、マットを踏むとナースコールが鳴るようになっていました。すべて、徘徊対策でした。だけど、「徘徊しているうちは、まだ元気だった」

——骨折後、運動量が落ち、ベッドから動くことのない弱りゆく祖母を見て思いました。

人が動くことの大切さを痛感し、母にこうなってほしくないと強く思いました。

しかし、足の筋萎縮《きんいしゅく》のため、運動量不足になりやすい母。**徘徊できない代わりに、筋力がどんどん落ちるというリスクと向き合っています。**


「腰が痛い」

２０１４年11月から、毎日訴える母に、わたしは家の座椅子が合っていないと考え、クッションを購入し様子を見ました。２カ月後、今度はデイサービスに行かないといい出し、1カ月近く仮病を使って休み続けました。ある日、白髪を染めようと百貨店にある美容室にわたしが連れて行った帰りに、事件は起きました。

トイレから四つんばいになりハイハイの状態で、母が出てきたのです。意味がわからなかったわたしですが、母を抱え、椅子に座らせようとしたときに、理由がわかりました。ズボンが、尿でびっしょりだったのです。

「大丈夫ですか、車椅子もってきましょうか?」

何人ものやさしいお客さんに、声をかけられました。歩けない、尿でぬれた母をおんぶして、人目のつかない裏階段を降り、タクシーで家へ帰りました。家に着いても母は歩けず、ほふく前進で移動、フローリングの床は尿で光っていました。

これが徘徊とは真逆の病気、「生活不活発病《せいかつふかっぱつびょう》」でした。

長期間動かないことで、全身のあらゆる機能が低下する病気で、心肺機能の低下、筋力低下、うつなどの症状へとつながるのです。母は冬の寒さから活動量が低下しすぎて、便座に座る力もないくらい弱っていたようです。

人間動かないと、いろんなことができなくなるものです。

この病気は、東日本大震災で被災し、仮設住宅で生活した方も発症しました。宮城県南《みなみ》三陸《さんりく》町の仮設住宅に住む人の約3割は発症したそうです。

長期間動かないということは、じつは大きなリスクを抱えているのです。

その後、母の点滴と訪問リハビリを強化し、家事を増やし、とにかく体を動かすことを徹底した結果、1カ月ほどで、仮病を使って休んだデイサービスにも行きはじめ、料理も皿洗いも自分で行うようになり、完全復活を遂げました。

また、母は足が不自由で運動をふつうにはできないのですが、「そばリハビリ」というのを月1、2回やっています。近所のおいしいそば屋まで、母とわたしで20分近く歩くというものです。

●「いい嫁」ほど悪い嫁になる

一般的な「いいお嫁さん」は、

「わたしがやりますから」

といって、家事などの仕事をすべて代わりにやってしまいます。それが義理の両親のためであり、周囲から「悪い嫁」と思われたくないために、がんばります。

しかしこの行動は、生活不活発病の原因となるのです。

よかれと思ってお世話することが、相手の活動量を減少させ、病気を引き起こすのです。安静にさせておくと、介護者は安心だと考えがちですが、このようなケースもあるのです。

動かない先にあるもの、それは死です。

徘徊も大変ですが、動かず安静にしていると生活不活発病になるというリスクが新たに起きます。余生はゆっくりすごしたい……ではなく、ある程度忙しいほうがご本人のためです。

認知症の場合、ご本人が気づかないことがあるので、サポートが大切です。

可能な場合は動き続けること。それがとても重要なのです。

心得12■介護者がほったらかすと、介護や看護の質が低下する

「介護者があまりに親への関与を怠ると、看護や介護の質が低下することがある」

遠距離介護コミュニティ・NPO法人パオッコ理事長の太田差惠子さんは、こういいます。

太田さんの本を読んで、一番印象にのこった言葉でした。当たり前といえば当たり前ですが、この当たり前のことに気づいていない介護者が多いのです。わたしもハッとさせられました。

介護をアウトソースすればよいということを、心得46でお伝えしますが、接点をゼロにするということではありません。

あなたが介護職だとして、全く面会に来ない家族をどう思いますか？

ほったらかしている。介護に興味がないのではないだろうか。外部に押しつけすぎ——。

自然とそんな思いになるのではないでしょうか？　一方で、家族が何度も何度も施設に

訪れては、クレームばかりいうというのも、距離が近すぎて迷惑ではないでしょうか？

介護者と施設、病院、医師や介護職のみなさんとは、適度な接点をもち続ける必要があるということです。

わたしの場合、病院もヘルパーさんも、すべて最低月1回は顔を合わせて、最近の家の様子、症状の変化について話すようにしています。

施設や病院に預ければ、それで終わりではありません。むしろほったらかすと、家族が無関心だと思われ、〝無意識のうちに〟介護も看護も質が低下していきます。認知症ご本人が気の毒なことはもちろんですが、そのつけは、すべて介護者に返ってきます。

わたしの叔母（母の妹）は、自分の母親（わたしの祖母）と8年会いませんでした。その間に祖母の認知症は進行、子宮頸《しきゅうけい》がんで緊急入院の際、神奈川からかけつけたのですが、祖母はこういいました。

「神奈川ですか……遠いところから、わざわざありがとうございます」

30年いっしょにすごしたわたしの母のことは最期まで忘れませんでしたが、叔母はすでに他人でした。

認知症の方をほったらかすと、自分の存在が認知症の方の記憶から消えてしまうのです。

心得13■「今日が何日かわからないこと」でそんなに失望しなくていいワケ

「今日が何日か、何曜日かわからなくなってしまった！」

これは、見当識障害《けんとうしきしょうがい》という認知症の症状で、日時や場所がわからなくなる中核症状《ちゅうかくしょうじょう》のひとつです。多くの介護者は、認知症の人が日付すらわからなくなってしまったのかと動揺します。

日時がわかるかは、改訂長谷川式スケールでも、最初のほうの設問に設定されています。けれども、日付がそんなに重要でしょうか？

わたしはフリーランスで、ブログを生業《なりわい》にして生活しています。日常において、今日が何日かわかっていなくても生活ができます。

重要なのは、曜日のみ。月・水・金に更新しているので、曜日感覚だけはもっています。カレンダーや腕時計を見れば今日が何日かわかるので、頭にとどめておく必要がありません。

100歳の男性で、記憶障害のある方も、「日付は答えられない、しかし新聞に日付が書いてあることはわかるから、問題ない」と答えたそうです。

みなさんも年齢を重ねると、たとえばタレントさんを見て、「あれ、この人の名前、何だっけ……」となりませんか?

その情報は自分にとって大切でないから、記憶に留まらないのです。

認知症の人が日付がわからないのであれば、そのつど教えてあげればいいのです。

母はアナログカレンダー単独では日付が読めませんが、デジタル電波時計をつけてあげたことで読めるようになりましたし、新聞もうまく利用して理解できています。

みなさんが退職を迎えた頃、日付の大切さはわたしと同じように失われます。日付がわからない、それがどうした? そう思います。

日付すらわからなくなってしまった……介護者が人知れず落ち込んで疲弊するよりも、そもそも相手に必要ないものですから、しょうがないとただ受け入れればいいのです

心得14■認知症の人の環境は、日用品レベルまでも変えないこと

「何なの、コレ？　高級品はもったいない。１００円のでいいの！」

何の話かというと、歯磨き粉です。母の歯磨き粉は、ライオンの「ホワイトアンドホワイト」と決まっています。たまたま在庫がなくて、わたしが「クリニカ」を買ってきたときに彼女は「高級品」といいました（笑）。

歯磨き粉って、朝・昼・夜と使いますよね？　でもなくなるまで数カ月かかります。その間ずっとこの「高級品」の質問をきっちりくり返すので、今は歯磨き粉は変えないようにしています。母はほぼ入れ歯ですから、安くていいというのは間違いではありません。

こういうことがあってからというもの、「日用品」はいつもきっちり同じモノを購入するようにしています。ヘルパーさんにリストを渡してもいいのですが、今のところわたしが購入しています。

歯磨き粉のほかに、わが家で変えないようにしている日用品は、石鹸・洗濯洗剤・食器

用洗剤・サラダ油・トイレットペーパー・尿パッドです。

多くは思わず「懐かしい〜」という昔からの商品です。石鹸は牛乳石鹸なのですが、牛乳石鹸のCMソングを、母はいまだに歌います。

これらは何を変えても、おそらく歯磨き粉のようなやりとりが毎日ありそうなので、ここ2年くらい固定にしています。

前著でもできる限り認知症の方の環境を変えないことの大切さを述べましたが、わが家では日用品レベルまで、いつも同じモノを使うように工夫しているのです。

引っ越しや入院、施設入所など、環境が変化するとき、認知症の方の症状にも大きな変化があるといわれます。

日用品は小さな変化かもしれませんが、わが家にとってはちょっと大きな変化なようです。

心得15■すぐにイラッとする状態から脱出する方法

世界で3000万部、国内でも200万部以上売れた名著『7つの習慣』(スティーブン・

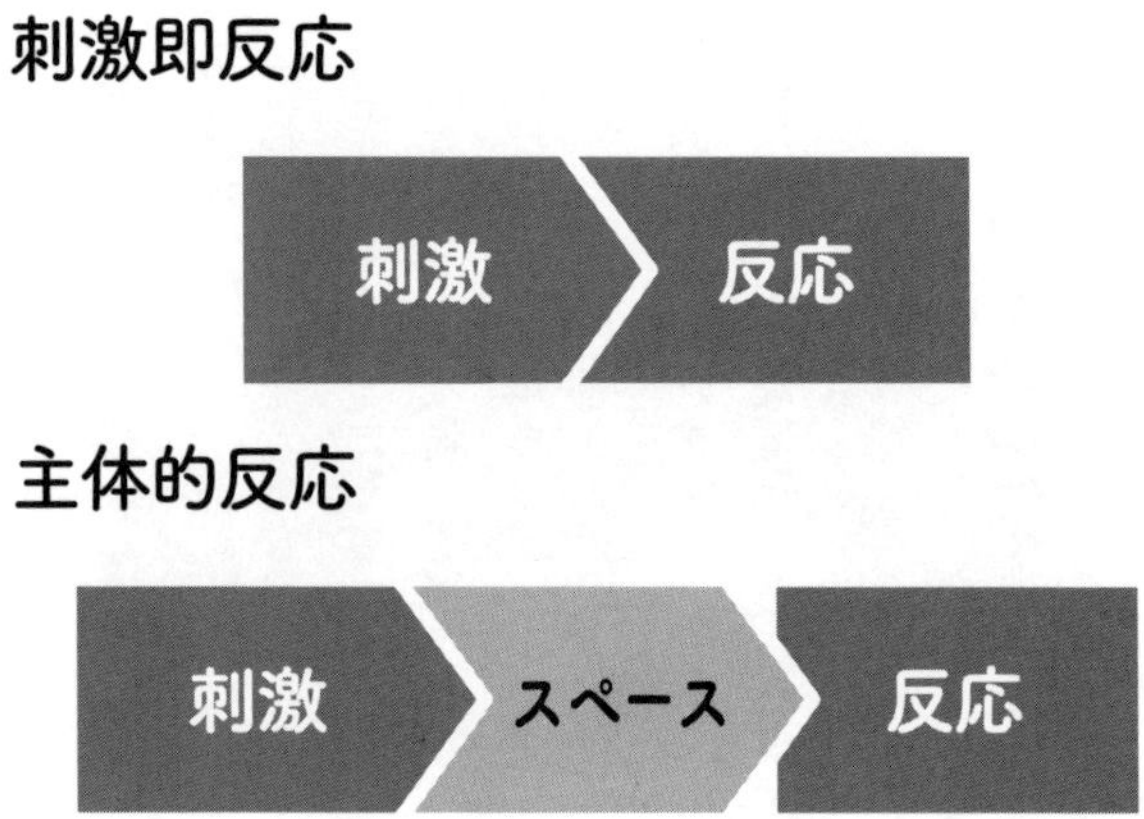

刺激と反応のモデル
（『7つの習慣』スティーブン・R・コヴィー／キングベアー出版）

R・コヴィー著、キングベアー出版）。この本の内容を元にセミナーを行っているフランクリン・コヴィー・ジャパンという会社に、わたしは以前在籍しておりました。

この本の中にある、第1の習慣「主体的である」という考え方が、認知症介護にとても役立つのでご紹介します。

認知症の人に、毎日暴言を吐かれ、意味不明なことをいわれる。それに対して、介護者は毎回イライラする。それが何度も何度もくり返されると、認知症の人が何か話したり、動いたりするだけで、無意識のうちに「イライラ」で反応してしまいます。はたから見れば何でもない言動に対してまで、イラッとしてしまう、いわゆるパブロフの犬状態です。

本の著者であるコヴィー博士は、このような状態を「反応的」と表現しています。「反応的な人」は、何か刺激があるとすぐ反応してしまいます。認知症の人の言動という「刺激」に対して、考えることなく「反応」してしまうのです。

一方、「主体的な人」とは、刺激と反応の間に「スペース」を設ける人と、博士はしています。

認知症の人に怒鳴られる、もしくは認知症の人に叩かれるとしても、それに対してどう反応するかは介護する側の自由であり、反応を選ぶまでにスペースがあるというのです。刺激と反応の間には選択の自由（スペース）があり、人間は4つの能力（自覚、想像力、良心、自由意志）を使ってこれらを選択すると博士はいっています。

そのためには、自分自身を客観的に見つめ、数分先の未来を想像します。その行動は誠実であるか、正しいかと考え、感情や気分に流されず、自分の決意を守るのです。

カッと反応して、認知症の人を攻撃することは、自分を客観的に見たときに、正しい行為といえますか？　良心が痛むのではないでしょうか。

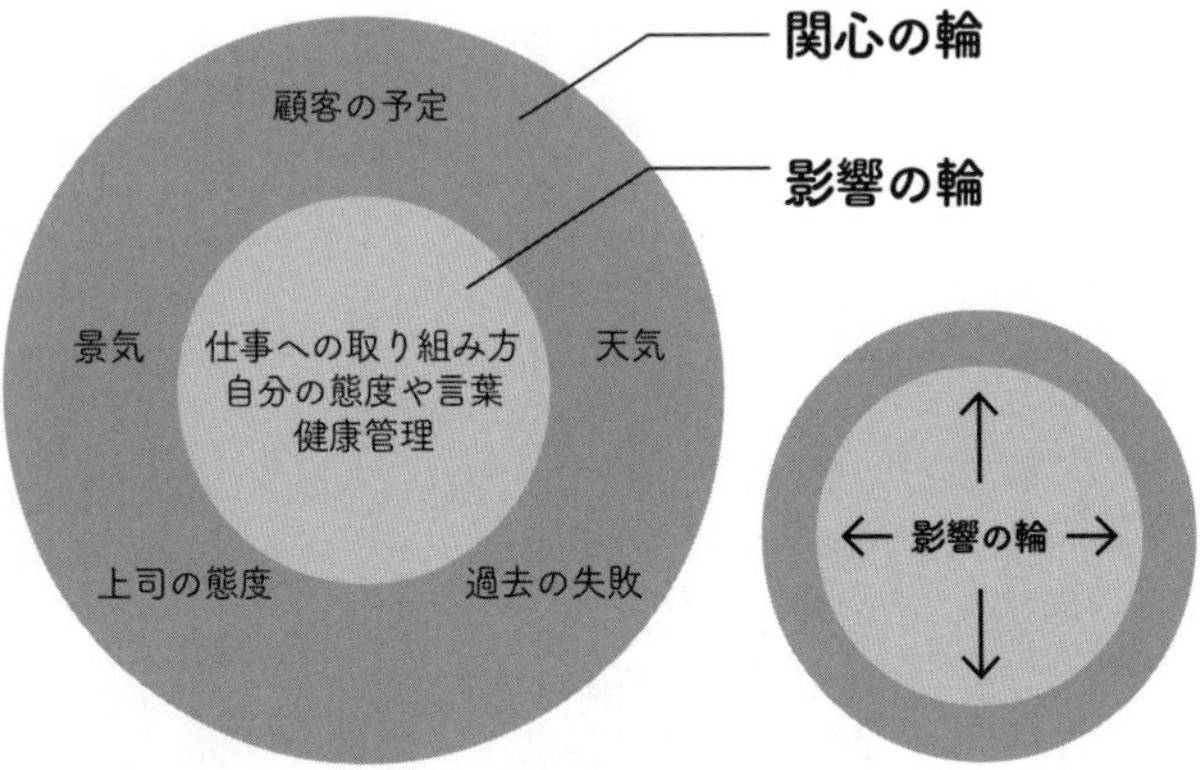

関心の輪と影響の輪。影響の輪に集中することで問題が改善されるなどして、影響の輪が広がる。
(『7つの習慣』スティーブン・R・コヴィー／キングベアー出版)

●影響の輪に集中すると介護が変わる！

わたしたちはいろんなことに関心をもちますが、自分自身が影響をおよぼすことができるものとできないものに分かれます。

天気に関心があっても、影響をおよぼすことができません。同様に、**認知症の方の突然の暴言、徘徊、妄想は、予期できないので、認知症の人に対しても、影響をおよぼすことはできない**のです。

一方で、夜に何を食べるかは、影響をおよぼすことができます。

わたしたちは影響をおよぼすことができないことばかりに意識や行動を振り向け、ネガティブになってしまっています。

「主体的である」というのは、自分が影響をおよぼせるところにフォーカスすることをいいます。

何回も同じことをいう、勝手に外に出ていってしまう……。認知症の方にあなたは影響をおよぼすことができるでしょうか？

怒鳴ればいい、しばって閉じ込めればいいと思った方もいるかもしれません。

しかし、それでは根本的な解決になりません。

ではなく、自分自身という影響の輪にフォーカスするのです。自分の態度、言葉、ふるまいは自分でコントロールし、影響を与えることができます。変えられないものではなく、変えられるものに力を注ぐのです。

影響の輪に集中することで、問題が改善されたり、自分自身が前進できるようになるため、結果として影響の輪が広がります。

つまり、影響をおよぼせる範囲が広がり、介護が変わるのです。

●認知症介護における「Win-Win」の関係

この『7つの習慣』で、あまりに有名になった「Win《ウィン》-Win《ウィン》」というコトバがあります。Ｗｉｎは「勝つ」という意味で、双方にとって、プラスになる状態をいいます。

認知症ご本人と、認知症介護者、お互いにとっての「Ｗｉｎ‐Ｗｉｎ」とは何でしょうか？　認知症の人の身体を拘束して、自分の時間ができることは「Ｗｉｎ‐Ｗｉｎ」ですか？　拘束されてうれしい人はいませんし、ましてや自分の良心が少しでも痛むようなら、もちろん「Ｗｉｎ‐Ｗｉｎ」ではありません。

認知症ご本人も、介護する人もハッピーになれる行動こそ、「Ｗｉｎ‐Ｗｉｎ」なのです。

認知症の方からの刺激に反応せずスペースをもつこと、自分自身がコントロールできる影響の輪にフォーカスすること、そして「Ｗｉｎ‐Ｗｉｎ」であることを常に意識してみてください。

心得16■怒鳴ってしまいそうなときに使える、認知症介護のＰＤＣＡサイクルとは？

ビジネスの世界に、「ＰＤＣＡサイクル」という手法があります。これは管理業務を改善して円滑に進めるためのもので、Ｐｌａｎ《プラン》（計画）→Ｄｏ《ドゥ》（実行）→Ｃｈｅｃｋ《チェック》（評価）

↓Ａｃｔｉｏｎ《アクション》（改善）をくり返すというもの。

これにならって、わたしは介護生活をよくするために、認知症介護のＰＤＣＡを実践しています。これは、イライラしたり、怒鳴ってしまいそうなときに、以下の４つのサイクルを回すという考え方です。

P……Permit　パーミット（許す、許可する）
D……Drop　ドロップ（降りる）
C……Control　コントロール（感情をコントロールする）
A……Accept　アクセプト（受け入れる）

祖母が「うるさい！」と怒鳴ったとき、認知症という病気のせいだと考え、許すことができたと心得０で書きました。これがＰ「パーミット（許す）」です（本来は「Ｆｏｒｇｉｖｅ（フォーギブ）」ですが、ビジネス用語に合わせてこれにしています）。

暴力を振るわれても、モノが飛んできても許す……介護者にとって、とても難易度が高いことです。それでも、ここで反射的に怒ったりしてしまっても、メリットは何ひとつありません。刺激に対して、スペースをつくるためにまずは無条件に許します。

このとき、認知症の方を無視してはいけません。

認定看護師（特定の看護分野において熟練した技術と知識をもつ看護師）の市村幸美《いちむらさちみ》さんは、『認知症オンライン』というウェブマガジンで、この無視する行為を「グレーゾーン」と表現しています。虐待まではいかないけど、非虐待でもない状態のことです。だから無視ではなく許し、その行為を許可します。

認知症の予想もしない言動を許してあげる、つまり、認知症の人が手をあげてきても、モノを投げてきても、心の中で許してあげるということです。

ＰＤＣＡは、自分の心の中で処理をするためのサイクルで、わたしはよく「許そう、許そう」と念じています。

次にＤ「ドロップ（降りる）」です。トランプのポーカーで、自分の手札が悪いとき、そのゲームから自分で降りることをドロップといいます。

具体的には、介護者がトイレなどに入って一呼吸置く、お風呂に入る、別の部屋に移るなど、とにかくその場から降ります。同じ土俵で戦い続けることを避けるのです。

次に、Ｃ「コントロール（感情をコントロールする）」です。相手を無条件に許して、時間を稼いだあとは、自分自身と向き合い、感情を整理します。

介護者がイライラしたところで、認知症の人にメリットはありません。そして、自分自身に返ってくるという話は、冒頭でもご紹介しました。わたしもそのように考えて、気持ちを落ち着けています。自分自身が損することを、わざわざする必要はないのです。

最後はA「アクセプト（受け入れる）」です。自分がいい合いの土俵から降り、時間をとり、受け入れている間に、認知症の人は怒ったこと自体を忘れます。さっきまでの鬼が、数分で天使に変わっていることすらあります。そこにまた怒りをぶつけることは、天に向かってつばを吐くのと同じです。

介護者が怒れば認知症の人も同じように怒ります。本当に、怒るメリットは何もありません。介護者の感情のコントロールは終わっているので、ただつばを飲み込めばいいのです。

なんでこんなことしなきゃいけないの！　そう思うかもしれません。でも、自分にもメリットがあり、認知症の人にもメリットがあるのです。**認知症の人にストレスを与えると、症状が進行してしまいます。ＰＤＣＡを回せたら、ストレスを与えずにすむし、進行を遅らせることができる**のです。まさに「Ｗｉｎ‐Ｗｉｎ」の状態です。

前項で「認知症の方に影響を与えることはできないのだから、変えられないものではなく、変えられるものに力を注ぐ」と書きましたが、わたしはこのPDCAを実践することで自分を変えているのです。

認知症介護は「負けるが勝ち」です。

このゲームは一度ではなく、何度も何度も行わなければいけません。いつも勝とうと思わず、負ければいいのです。ずっと負け続きでくやしいと思うかもしれませんが、勝ちなんていりません。勝ちたいと思ったら、負けるのです。相手に勝ちを譲るのです。勝ちたいと思えば反撃されます。

わたしの場合でいえば、親族が部屋に入ってモノを奪うという母の妄想に対して、盗ってないという正論で口ゲンカに勝とうとせず、母の妄想を受け入れてわざと負けます。「盗るわけない！」といえば、「だって、ズカズカ入ってきたんだよ」とさらに反撃されます。口ゲンカの勝者を母にすることで、わたしは火に油を注ぐことなく、母は落ち着き、結果、わたし自身も安堵《あんど》できる。

最終的には自分に本当の意味の勝ちをもたらすのです。

心得17■「介護は大変だよ」という人よりも、「なんとかなる」という人に話を聞く

離婚寸前の夫婦に、夫婦円満のコツを聞く人はいません。おしどり夫婦のコツを知りたい、そう思うのが普通ではないでしょうか？

ところが介護となると大変じゃないようにしたいのに、「大変だよ」という情報ばかりを集めてしまうことがあります。

週刊誌『サンデー毎日』でわたしと同じタイミングで取材を受けた、認知症のお母さまを介護されているライターの中村和仁さん。中村さんは、「介護は大変だよ」という人より、「なんとかなるよ」という人に話を聞くべきとおっしゃっていて、わたしも強く共感したのです。

わたしは、「介護は大変だよ」というブログは読まないタイプです。

その理由のひとつは、

「自分の介護の未来を悲観的に想像してしまうから」

です。

認知症はある程度抑えられても、一般的には少しずつ悪化していくわけで、**ムダに未来を悲観的に見て落ち込むのがもったいない**のです。

●要介護5の高次脳機能障害のお母さんとウィーンに行った知人

「なんとかなる」の例として、知人のたかはたゆきこさんの話を紹介します。

彼女は、高次脳機能障害《こうじのうきのうしょうがい》で要介護5のバイオリン弾きのお母さま、重度障害をもつ妹さんを介護されています。たかはたさんは、車椅子での長時間移動などを乗り越え、お母さまの念願だったウィーン行きを実現したそうです。

高次脳機能障害は認知症と症状が似たところがあり、言葉を忘れる失語や、運動麻痺《まひ》ではないのに手足の動かし方やモノの使い方がわからなくなる失行などがあります。

たかはたさんは、介護の話をブログや電子書籍につづっていますが、その介護と向き合う姿勢にわたしはハッとさせられます。

たとえば、尿意をガマンできなかったお母さまが、

「ごめんね、汚いね、情けないね」

と小さくなって謝るシーンがあります。そこでゆきこさんは、手に降り注ぐ尿に「レインドロップ（雨のしずく）」とネーミングします。すると、バイオリン弾きのお母さまが「ショパンの曲みたい！」と喜んだのです。彼女は「オシッコひっかけられちゃった」ではなく、「レインドロップが降り注ぐ」と表現したのです。

また、お母さんの妄想と向き合うシーンでは、

「大変ね、とよくいわれたけど、そうでもない。関西人的にいうと母はボケでわたしはツッコミ。毎日が漫才みたいなものだったから」

と。お母さんの妄想にたかはたさんがなんでやねん！　とツッこみ、お母さまが笑うというエピソードもあります。介護に対するとらえ方ひとつで、こうも変わるのです。

私も心得9でお話ししたように、尿パッドを洗濯してジェルボールが散乱したとき、透明なイクラがいっぱいだねぇと、母と笑ったことがあります。

たかはたさんはブログの中で、「言霊《ことだま》」を信じているといっています。発した言葉が、現実の世界にも影響するということです。

「大変だ」と言葉を発することで、自分を大変な世界へと追い込んでいるのかもしれません。でも**「なんとかなる」と口にすることで、悩みを解決する姿勢を強くもつことができ、**

本当になんとかなるかもしれません。

だから、わたしもブログで、「なんとかなる」と発信する意識をもっています。そんな綺麗事ではすまされない、現実は甘くないといわれるかもしれません。しかし、「なんとかなる」を実践している介護者も現実にいるのです。

わたしは今も、東京・盛岡間を年間約20往復しています。「大変だね」といわれますが、なんとかなると思っています。通いで介護が成り立っているだけありがたい。いずれ同居で介護する時期も覚悟しているので、この状態が続くことはプラスでしかないのです。

アドラー心理学で有名な岸見一郎さんは、認知症のお父様を介護した経験があります。岸見さんは著書『老いた親を愛せますか?』(幻冬舎)の中で、このようにいっています。

「介護は大変ですが、そのことを他の人に伝えるのにつらそうにすることはありません。(略) 要は、介護を援助してほしいということを言葉で伝えればいいので、そのためにつらそうにする必要などありません」

つらそうにする例として、わたしの場合、母は同じことを3回くり返しただけなのに、ほかの人に「10回連続で同じことをいわれた」と、つい大げさに話してしまったことが何度もあります。なるべく大げさに話さないようにしようと努力はしています。

大変であることを誇示する状態は、真剣ではなく深刻になっている――。

自分のためにも深刻な気持ちにはなりたくありません。

「大変だよ」といいすぎる深刻な介護者ではなく、「なんとかなる」方法や手段を真剣に探している介護者をわたしはめざしていますし、みなさんにもめざしていただきたいと思っています。

心得18■認知症介護は「心技体」ではなく、「体技心」なワケ

プロ野球、中日ドラゴンズの元監督の落合博満《おちあいひろみつ》氏。プロゴルファーの青木功《あおきいさお》氏。このお二人は、

「心技体ではなく、体技心」

この順番が大切といっています。「病は気から」というコトバがあったり、技術はあるけどメンタルが弱いといわれてしまうスポーツ選手を見ると、心を重視しがちです。しかし、お二人は違う……まず健康で強靭《きょうじん》な体がないと、技も心も磨くことができないという

のです。

認知症介護においても、この考え方は同じではないでしょうか？

介護疲れ（体）がピークを迎えていたら、本来ならやさしく対応する技をうまく使えず、最後は心もイライラして終わるのです。

わたしはかつて、深夜バスで7時間半かけて帰省していた時期がありました。座席が狭く眠れず、体力も落ちた状態で、祖母の病院と母の家を行き来していたのですが、疲れからイライラし、その態度が母や祖母をイライラさせてしまっていました。

そこで体力重視と考え、少しだけ高い新幹線での移動に変え、体力を温存するようにしました。その結果、ケアもきちんとできるようになり、自分の心も落ち着きました。

今は自分のダイエットも兼ねて、スポーツクラブにも通っています。

●笑顔を先につくるから面白いし、笑う

池谷《いけがや》裕二《ゆうじ》さんの著書『脳には妙なクセがある』（扶桑社）を読みました。

人は脳の衰えを歳のせいにしがちですが、この本でも、実際は体力がなくなったことが原因の場合もあるという話が紹介されています。

たとえば、長時間読書するためには、姿勢を保たないといけません。しかし、歳のせいで姿勢を保つ体力がなくなり、集中力が散漫になり、実際より脳が衰えているという錯覚を起こすとあります。

また、ドイツのミュンテ博士がある実験を行って、以下のことがわかったそうです。

「同じマンガを読むときでも、箸《はし》を横にくわえたほうがより面白く感じられる」

箸を横にくわえる＝笑顔に似た表情になる、すると脳は面白いと感じるそうです。笑顔をつくったから、面白く感じるという順番になったのです。

「くどひろさんって、いつも笑っているよね」

わたしは何度もこういわれたことがあります。いいことのように思えますが、マイナス面もあります。小学生の頃、担任にこうしかられました。

「おまえは反省の色がない、ニヤニヤして！」

本当は反省しているのに、自然と笑っているようで、二度怒られることがありました。

しかし、脳のクセを考えれば、わたしはいつも笑っているから、精神的に明るくいられるということになります。

笑顔でいるから楽しくいられるという、この発想。**介護者がいつも怒ってイライラして**

いたら、認知症ご本人にも悪影響です。もし、日頃のイライラから、無意識のうちに眉間《みけん》にしわを寄せる生活をしていたら、しわ自体がイライラを強めるということです。

そのしわで、5歳老けて見られるのはわたしもイヤですし、自分がイライラし出したら、まずは楽しい表情をつくるようにこころがけています。

介護者ご自身の体調面をしっかりすることで、適切な接し方につながり、心も安定します。体力や表情から変えてみるという発想を、介護の世界にもち込んで実践してみてはいかがでしょうか。

心得19■家族自らがケアプランをつくってみるという発想

ケアプランとは、要支援・要介護に認定されたご本人や家族が希望する介護サービス計画で、一般的にはケアマネージャーさんが作成します。このケアプランを、家族自らでつくることを、「マイケアプラン」といいます。

「全国マイケアプラン・ネットワーク」（http://www.mycareplan-net.com/）というサイトがあり、ここに詳しく家族がつくるケアプランの方法が書いてあります。

忙しいし、ケアマネさんにお願いしたほうがいいと思われる方が多いと思いますが、自分でやるメリットがあるのです。

まず、わたしオリジナルの「なんとなくマイケアプラン」という方法をご紹介します。これは本来の「マイケアプラン」とはちょっと違います。

わたしは医師、看護師、介護職のみなさんと、常にコミュニケーションをとり、どこの施設やデイサービスがいいかの情報を得ています。そこで得た口コミを元に、現場へ行きます。訪問リハビリやデイサービスを家族が主体的に決定したあとで、ケアマネさんには事後報告し、ケアプランの作成をお願いするのです。書類作成や申請は、ケアマネさんが行います。わたしはケアプラン作成のうち、施設選びしかやっていません。以上が「なんとなくマイケアプラン」です。

そして、本来のマイケアプランを教えてくれたのは、母が通っているデイサービスの所長さんです。

「ケアマネさんすっ飛ばして、自分で動いています、わたし」

所長さんに若干、自慢気に話したところ、自分でもプランをつくる、本来の「マイケアプラン」の存在を教えられ、鼻をへし折られました（笑）。

マイケアプランは、介護サービスを深く知るという意味でもいいし、何より当事者意識をもつきっかけになります。

間違いなくいえることは、**ケアマネさんの提案が必ずしもベストではない**ということです。病院や医師の選択を間違うと症状が悪化しますが、ケアマネさんが紹介する介護サービスや施設も適切でないと、同じようなことが起きます。

なにしろ、なかには驚くほど期待外れのケースもあるのです。ケアマネさんが自分の所属する系列を紹介して終わり、なんてこともあります。

こういうとき、家族はケアマネさんのせいにしがちかもしれませんが、そうではなく、主体的であってほしいと思います。

茨城県つくば市が行った、「介護者家族の『介護に対する感情』」という調査によると、介護してよかったとプラスに考えた人の要因は、介護方針の決定に対して、主介護者の意見が反映されていることでした。

すべて、ケアマネさんに「お任せ」になっていませんか?

ご自分でケアプランを見直す意識はありますか?

認知症ご本人の状態、施設の相性などを考えながら、随時ケアプランを見直すという意識が大切です。そのように、介護者が主体的に考えることで、介護してよかったと思えるようになります。

心得20■「ファンです！」といえる認知症の医師・介護職を見つけよう！

公益財団法人認知症予防財団による無料電話相談サービス「認知症110番」では、このようなアドバイスをすることが多いそうです。

「お医者さんを変えたらいいと思います」

介護においては、認知症ご本人よりもお医者さんにストレスを感じている人が日本中にいるということでした。なぜ、そのようなご家族が多いかというと、

「お医者さんは、薬や医療機器を使って『その場で』解決にかかろうとする」

「医療と介護を、別に考えてしまう」

からだそうです。

確かにお医者さんは、目の前の患者を時間内で「さばく」必要があります。たくさんの

患者さんやご家族が待っているわけで、多くの時間は割けません。ですから家族が悲壮感たっぷりに、先生にすがる思いで診察に行ったところで、あっさり診療され、薬を処方されて終わるのです。

そこでギャップが生じ、家族はストレスを感じるそうです。

そんなことから、**お医者さんを変えるだけで、介護の流れが変わることがあります。**

お医者さんだけでなく、ケアマネ、サ責（サービス提供責任者）、看護師といった人、施設や病院、デイサービスという場所、薬やサプリメントなど、何がきっかけになるかはわかりません。いい先生との出会い、介護施設の相性がピッタリだったなど、認知症介護が急にスムーズになることがあります。

一方で、間違った医師、施設、薬で、介護の流れが一気に悪くなることも……。

前著でも書きましたが、わが家は最初の病院とは合いませんでした。

3人目にしていい医師に出会えたことで、流れが大きく変わりました。振り返ると、最初の半年が運命の分かれ道で、あそこで間違った選択をしていたら、母は安定していなかったと思っています。

●ファンになっても「浮気性なファン」でいること

認知症をよく勉強されている介護者とお会いすると、必ず次のような話になります。

「河野和彦先生、最高ですよね」

「いや、長尾《ながお》和宏《かずひろ》先生もいいですよね。松嶋大《まつしまだい》先生も」

その医師の考え方、治療方針が認知症ご本人にマッチしていて、介護者も賛同できたとき、その先生のファンになってしまうのです。介護者はワラをもつかむ思いで医師を探すので、まるでアイドルを見つけたときのような気持ちになります。

認知症治療はさまざまで、医師との相性が必ずあります。ファンになるくらい医師を尊敬できるということは、介護の悩みがひとつ解消されたのと同じことです。

認知症介護のトライアングルを、医療、介護、（その2つの）実践の3点で完成させてください。医療と実践は医師、介護は介護職の方になることが多いと思います。

家族はこの3つをひとつとして考えていますが、看る側は分業制なので、介護者がトライアングルをつくるのです。これをつくることで、介護がうまくいきやすくなります。

医療面でファンになれる内容を見つけ、介護面でもファンになれる内容を見つける。ファンになっても実践が伴わないとダメなので、それを実践してくださる医師を見つけます。

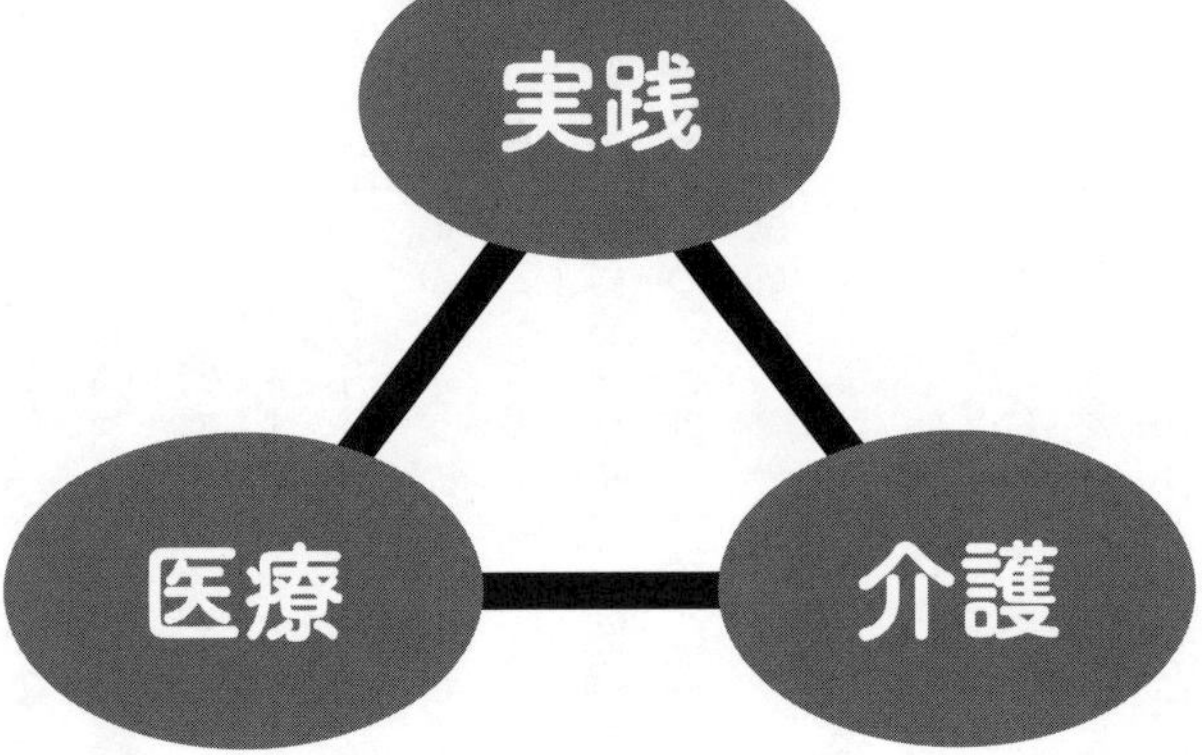

介護者がつくるべきトライアングル

ファンになる方は本でも見つけられますが、実践という3つ目が伴わないとうまくいきません。

医療・介護・福祉などの世界でさまざまな職種が連携することを、「多《た》職種《しょくしゅ》連携《れんけい》」といいます。仕事が分かれていると、壁となってうまくいかないといわれています。

特に、医療と介護の壁が大きいそうです。お医者さんは、基本的には介護まで立ち入りません。

しかし、介護者側は、医療も介護もひとつのものとして見ています。だったら、介護する側でトライアングルをつくってしまえばいいという発想です。

わたしは、医療面は河野和彦先生のコウ

ノメソッド、介護面は杉山孝博先生、実践してくださるのは、ものがたり診療所もりおかの松嶋大先生というトライアングルをつくっています。

そして、トライアングルをつくったら、ガッチリ固めず、浮気性なファン状態でいてください。新しいテクノロジーが出てきたり、薬が開発されるなど、環境も変化していきます。その中で、**トライアングルの入れ替えを行っていく**のです。

なかにはKKD（経験・勘・度胸）のみで、新しい技術に対応できないお医者さんもいらっしゃるでしょう。だから、浮気性であることが大切なのです。

幸いにして、わたしは4年間、トライアングルを固定しています。

心得21■認知症介護をする人にも知ってほしい「エビデンス」と「ナラティブ」

経験や勘ではなく、科学的で客観的なエビデンス（根拠）に基づいた医療のことを「EBM（エビデンス・ベイスド・メディシン）」といいます。この医療はとても大切であり、一般の医療機関で幅広く行われているものです。

一方で、「NBM（ナラティブ・ベイスド・メディシン）」という考え方があります。「ナラティブ」とは、「物語（ものがたり）・語り」と訳され、医療従事者が、患者や患者家族のものがたりを受け止めて、双方でいい関係を築く医療のことです。

たとえば、どんなに客観的なデータを並べても、現時点では認知症は根治しない病気であり、進行を遅らせることしかできません。それならば、せめて認知症ご本人や家族の主観的で変わりやすいナラティブにも向き合ってほしい、そう感じています。今は患者かもしれない、でもこれまではこんな人でしたと。特に認知症に関しては、エビデンスだけですべてを語れないものと思います。

ところが大抵のお医者さんは、ものがたりに向き合おうとせず、自分の知識や経験だけで患者を治療しようとします。診療時間は5分。ものがたりには触れられず、処方せんをもらうのみ。そのお薬を飲ませてみるものの、なかなか症状は改善されない……。前述の「認知症110番」に集まった不満は、まさにこのことです。

なにしろ、風邪や骨折と違って、認知症の場合、患者がお医者さんと向き合う時間の長さが全く違います。

たとえば徘徊で悩むとき、お医者さんはまずお薬で症状を和らげようと考えます。しかし、ナラティブな視点で見れば、若い頃に勤めていた職場へ行こうとしている、以前住んでいた家に帰ろうとしているといった**「ものがたり」に向き合うことで、原因をつかみ、対策を考えることもできる**のです。

そんななか、実際に「ものがたり」と向き合っている医療機関もあります。

●医師と家族、いっしょにものがたりを紡ぐナラティブシート

ものがたり診療所（富山県砺波《となみ》市）では、カルテ（診療記録）以外に「ナラティブシート」を利用しています。認知症の方の様子や会話を、看護師や介護士、家族もいっしょに書いていきます。その方のすごした日々などのイラスト、写真、つじつまの合わない語りをも、記録します。

この診療所の佐藤伸彦先生は、以前は、大型の療養型病院で終末期医療をされていた方です。患者数が多すぎて、名前すらわからなくなったという経験から、家族や本人の人生と向き合おうと決め、現在も実践しています。

うちはものがたり診療所ののれん分けである、「ものがたり診療所もりおか」の松嶋先生のおかげで、現在4年目ですが、医者ストレスはゼロです。

「ものがたり」に向き合うとは、医療・介護といった垣根なく、患者さんのすべてと向き合うという意味です。お医者さんと患者と家族がいっしょになってものがたりを紡ぐのです。

佐藤伸彦先生は患者さんの葬儀に参加し、弔辞を述べられることもあるそうです。ご家族は、「そこまでしてくれるのですか、ありがとうございます」と感謝したそうです。

科学的データだけではない、「ものがたり」と向き合ってくださる医療機関が日本にいくつか存在するという事実を、みなさまにも知ってほしいと強く思います。

二章

認知症の便利グッズ編

ココナッツオイルで挫折したワケとその解決法

この章では、実際わたしが体験した認知症に関する便利グッズや、食品についてご紹介していきます。便利なグッズ等を利用して、少しでも介護をラクにしてください。

心得22■ココナッツオイルで挫折したワケとその解決方法

ココナッツオイルが非常に注目され、今ではどこででも購入することができます。

わたしも、アメリカのメアリー・T・ニューポート医師が、若年性アルツハイマー型認知症の夫にココナッツオイルを使ったという本を読んで、母に試してみました。

コーヒーやアイスクリームに入れて試したのが、ブームが来る1年半前のことです。

しかし、わずか3カ月で挫折しました。理由は、20度以下になると固まってしまう性質があるからです。しかも、溶かす際は湯せん。電子レンジは温度が上がりすぎて成分を変質させるためNGです。ココナッツオイルが入ったガラスびんをもって、お風呂に入って温めたこともあります。しかし、サラダ油に慣れてしまっている独居の母は、自分からわざわざ面倒な湯せんはしませんでした。

●日清オイリオグループから直接聞いた「中鎖脂肪酸」の可能性

ココナッツオイルの注目すべき点は、油の主成分のひとつである「中鎖脂肪酸《ちゅうさしぼうさん》」です。特にこれが多く含まれているのがココナッツオイルで、6割を超える含有率なのです。

また、母乳や牛乳にも含まれていて、その安全性の高さから医療・介護現場でも栄養食として使われてきました。エネルギーを積極的に必要とする未熟児、腎臓病患者、高齢者の低栄養状態の改善にも使われています。

人が中鎖脂肪酸を摂取すると、肝臓に運ばれてケトン体がつくられます。脳で利用される唯一のエネルギー源がブドウ糖とされていますが、アルツハイマー型認知症の方の脳では、ブドウ糖をうまく利用できません。その結果、脳細胞が休眠し、機能不全状態になるのです。日清オイリオグループによると、ケトン体は第2のエネルギー源になり、認知症の人も脳で利用できることがわかっています。

そして、母の認知症治療のベースになっている、コウノメソッド。2015年に初めてココナッツオイルの記述が加筆され、2016年版には次のような記載があります。

「認知症患者がかなり改善する場合があるし家族も常用してよい。効能は医師が認めており、多くの本も出ている」（河野和彦）

この発表を知っても、前述したように取扱いが大変だったため、私はしばらくの間ココナッツオイルから遠ざかっていました。

ニューポート医師のデータでは、**中鎖脂肪酸を摂取したことで、認知症介護者の約9割が症状の改善を感じ、約6割が記憶力や認識力が改善した**とあります。また、レビー小体《しょうたい》型《がた》、前頭側頭型《ぜんとうそくとうがた》などにも幅広く効果があったそうです。日本では、日清オイリオグループが詳しく研究しています。

そこで私は日清オイリオグループ株式会社を訪問し、「中鎖脂肪酸」についてお話を伺いました。

「施設で車イス生活を送っていた高度のアルツハイマー型認知症の方に、中鎖脂肪酸を含んだ食品を3カ月間食べてもらったところ、名前のお手本を見ながら、文字が書けるようになりました。漢字のお手本をひらがなで書いたため、娘さんに確認すると、もともとひらがなで書く人だということがわかりました。模写ではなく、記憶で名前を書いたことに驚きました。また表情が豊かになり、失禁が減って、施設スタッフもラクになりました」

こう話してくださったのは、日清オイリオ中鎖脂肪酸事業化推進室主管の渡邉愼二《わたなべしんじ》博士。中鎖脂肪酸ほど、効果があったものはないという施設の方もいたそうです。

「（認知症の）主人が自分でエレベーターを使って降りて、ゴミ出しをして戻ってきました」
若年性認知症の介護をされている奥様から、涙ながらに電話をいただいたこともあるそうです。

●わが家の具体的な中鎖脂肪酸の摂取方法

うちの母はあることがきっかけで、中鎖脂肪酸の可能性を再発見することになりました。「最近、調子いいです、先生。昨日食べたものや、行った場所を覚えているのは久しぶりで」かかりつけ医にこう話したところ、何か試しているものはありませんか？　といわれ、3カ月前から食べていたある商品を思い出したのです。

それは、「中鎖脂肪酸メモリオン」という商品名の、スティックタイプのヨーグルト味のソフトゼリーです。何よりおいしいということで、母も抵抗なく受け入れてくれました。湯せんの必要もなく、お薬カレンダーにセットできるサイズで、現在も継続しており、1年以上になります。

さらに、料理で使うサラダ油を、「ヘルシーリセッタ」に変えました。体に脂肪がつきにくいという特定保健用食品なのですが、この油にも中鎖脂肪酸が含まれています。母は知らぬ間に、「中鎖脂肪酸」をどんどん摂取しているのです。

国立長寿医療研究センターの大塚礼さんをはじめとした研究者たちの8年間の研究によると、高齢者に長期にわたって中鎖脂肪酸を摂取してもらった結果、意識して多く摂取した人のほうが、認知機能が低下しないということが明らかになっているそうです。

ただし注意すべきことがあって、大量に摂取すると、おなかがゆるくなります。最初から大量摂取しないようにしてください。

少しずつ摂取回数を増やしていくとおなかもゆるくなりにくいです。1日の摂取量の目安は20グラムで、「メモリオン」の場合、朝、昼、晩の3回食べるとおおよそ1日分になります。

もちろん個人差はあります。母は以前よりは調子がいいというレベルで、劇的な改善をしたわけではありません。

ブログでいただいたコメントによると、即効性のある方もいました。

2016年3月、ココナッツオイルの根拠を示すことができなかった業者が、景品表示法違反で消費者庁より措置命令を受けました。

このニュースを聞いてココナッツオイルに効果がないと誤解された方も多いと思います

が、必ずしもそうではありません。

心得23■うさんくさい?「健康食品」について、どう考える?

かなり普及しているココナッツオイルはまだしも、健康食品と聞くと玉石混交で、「だまされないぞ!」と考える方は多いかもしれません。わたしもそうでしたが、認知症に関しては反応的(心得15参照)にならないでほしいのです。

わが家は3年間のほとんどを、「フェルガード」という米ぬかサプリメントでやってきました。また、前項の「メモリオン」も利用しています。どちらもお薬ではない健康食品ですが、母は安定しています。

製薬メーカーがつくっている認知症のお薬だけを、信用していいものでしょうか?

認知症以外の病気では、あまりこういう発想にはならないと思いますが、薬を飲みすぎで症状が悪化している方がいるという現実があります。

薬は認知症の進行を遅らせることもできますが、適正な医師の処方と家族の見守りがあってこそ成り立つものです。

先日、河野和彦先生のセミナーに参加しました。先生のお話では、大学病院で、間違いのないはずの薬を処方している患者さんの症状がよくならず、救いを求めて河野先生の元を訪れているというのです。薬を飲んで、よくなるどころか悪化している、さらに薬を増やして、もっと悪化するというケースは、認知症の世界ではよくあることなのです。

河野先生は、このようにおっしゃっています。

「医者の指示どおり、用法・用量をよく守ると、患者は死ぬ」

病院を訪れた患者さんが、薬の微調整で改善していく姿を、河野先生主催のセミナー動画でいくつも見ました。少ない量の処方でも、大きく症状が変化します。もし医師の指示が間違えていたら、大変な事態になります。

今も気づかず、医師の間違った処方を信じている介護者は、たくさんいると思います。

●健康食品の効果がないと思ってしまう3つのワケ

前述した日清オイリオの渡邉博士によると、高度のアルツハイマー型認知症の方も、中鎖脂肪酸の摂取をやめた結果、元に戻ってしまったそうですが、再び摂取すると、また元気になったそうです。

効果がないと思ってしまうひとつ目の理由は、このように継続せず、途中であきらめてしまうケースでしょう。

「試してみたけど、全く変化がなかった」

介護者同士でこういう会話になりますが、どう試したかをきちんと聞いたほうがいいです。すぐ効果が現れると思ったけどだめだった、わずか1週間だけ試してもだめだったという意味かもしれません。

2つ目に、介護する側の観察力です。

劇的に変化しないこともあります。母の場合、「昨日行った場所がなんでわかったの？」という小さな変化が、突然起きました。

また、振り返ってみて、この1、2年安定していたなぁというようなケースもあります。本来ならば、もっと進行するはずが、結果、安定していたということです。ご家族よりも施設スタッフがよく観察していたという例もあります。

3つ目に、個人差です。医学的に認められた薬ですら、その効果や副作用に個人差があります。わたしの母には効いても、効かない方もいらっしゃるかもしれません。

心得24■その薬や健康食品が効果を示しているかどうか確認する方法

その健康食品が、信頼できる製造元で情報もしっかりしているか、実際に利用した口コミ（できれば利用者に実際に会って聞く）があるかは最低限、調べるべきことです。

医師に相談できる環境にあればいいのですが、「根拠のない健康食品はやめたほうがいい、信頼できるのは薬のみ」という医師も多くいらっしゃいます。

風邪や胃痛で症状が回復したとき、ご自身の判断でお薬をやめることがよくあります。けれど、認知症の場合、病気が完治することが少ないので、お医者様から処方されたお薬をひたすら信じて飲み続けることになります。

しかし、**効果がよくわからない場合、服用をいったんやめてみるという方法もあります。**

先ほどの高度のアルツハイマー型認知症の方は、中鎖脂肪酸をやめてみた結果、効果があったと気づいたそうです。母も、1週間飲み忘れがあったとき、言動に変化があり、「フェルガード」の大切さに気づきました。

お薬に関しては、こういった健康食品以上に如実に変化が現れるとされています。

お薬には増量規定というものがあって、少量からスタートして4倍程度まで増量できるということが記載されています。薬が効いていないから、さらに増やすという発想は正しいように思えますが、増やすことで暴力が増えたり、フラフラになってしまう認知症の方もいるのです。

そういった処方に疑問をもって、家族自らがお薬をやめてみるという選択をされる方もいます。家族が薬の量を加減する「家庭天秤法《かていてんびんほう》」は、コウノメソッドの3本柱のひとつです。

前述したように、いったんやめてみたら、そのお薬や健康食品の効果に気づいたということはあるのです。やめてみて悪化するようなら、そのお薬や健康食品には効果があったということです。

お薬も絶対ではありません。健康食品でうまくいくこともあります。

個人差も大きいので、いろんな方法で確認してみましょう。

心得25■「写真」を使って認知症の進行を遅らせる

「回想法《かいそうほう》」という認知症ケアをご存知でしょうか？

昔のことはよく覚えている認知症の人に、**思い出の曲を聴かせたり写真を見せたりして、話してもらうことで、精神の安定をはかる**というものです。

母にも、この「回想法」が効果的だと思った出来事がいくつかあります。

岩手県盛岡市には「もりおか歴史文化館」があり、昔の街並みを写真や展示物で体感できます。母と外出しても、彼女はどこへ行ったかほとんど忘れています。しかし、この歴史文化館へ行ったことは、しっかり覚えていたのです。デイ利用者のみなさんとお話ししたときも、盛岡の昔話で90分も盛り上がりました。

ある日、昭和の盛岡の写真集が発売されることを、わたしはチラシで知りました。母はその写真集がほしいらしく、来るチラシを保管し続けていました。1冊1万円近くする写真集です。母が書店に何度も電話して何冊も予約するとまずいので、帰省のつど、わたしはこのチラシを捨てていました。

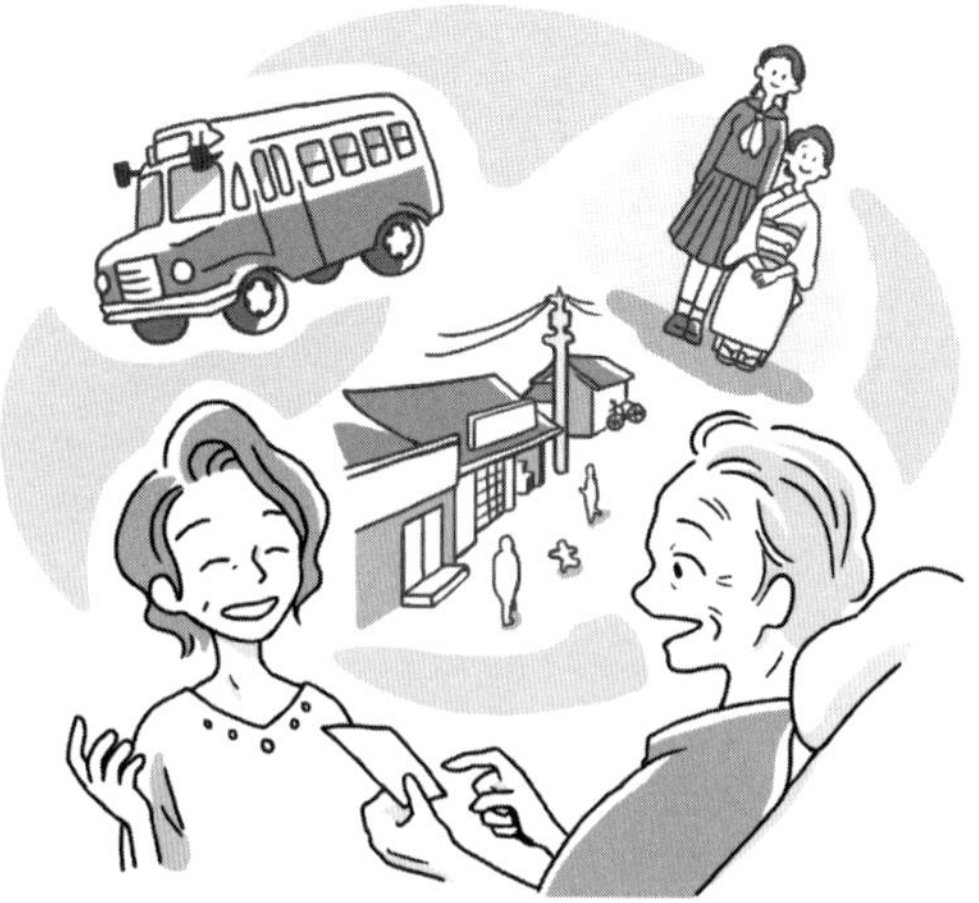

1カ月後、母へのクリスマスプレゼントとして購入しました。よほど盛岡の昔が懐かしいのか、2時間も写真集を見続け、当時の思い出を語り続けました。
ところが数日もすると、全く見なくなりました。こんなもったいないことはないと思ったわたしは、デイサービスに写真集を寄贈することにしました……。

●身近にあるもので回想法を実践できる！

都市部であれば、昔の街並みを撮影した写真集が発売されています。また、その土地のものではありませんが、『昭和の暮らしで写真回想法』（農山漁村文化協会）というシリーズが出版されています。

しかし小さな町だと、写真集がない場合があります。そういった場合は、ご自宅にある昔の写真を集めて、アルバムにしてみてください。前述の写真集が発売される前、わたしは、祖母と母の青春時代の写真を、祖母の病室にもっていきました。写真を見る2人は、完全に昭和30年代にタイムスリップし、会話に花を咲かせていました。

その写真は30回以上見たのですが、祖母も母も毎回初めて見るかのように喜び、2人で延々と昔を懐かしんでいました。回想法のすごさを感じる瞬間でした。

●プチ回想法で脳トレ

わたしは、わが家に出入りする訪問看護師さん、ヘルパーさん、作業療法士さんのお顔を写真に撮っています。これは母の脳トレーニングを兼ねたもので、母は頻繁に出入りする方の名前を覚える練習をしています。

写真を撮らせていただいて、名前を書いたシールを人物のそばに貼るということをして、何度も何度も母に見せています。

これはプチ回想法です。なぜ、「プチ」かというと、これらの方々は30年前の人ではなく、今現在お世話になっている方々だからです。認知症の方が苦手な記憶領域である、「少し前」の記憶に刺激を与えているのです。

医療・介護職のみなさんは、母を名前で呼んでくださいます。家族として本当は菓子折りのひとつも差し上げたいほど感謝の気持ちでいるのですが、受け取ってもらえません。

それで考えたのが、

「母も名前を覚える努力をし、看護師さんやヘルパーさんを名前で呼ぶ」

というものです。

どなたでも、自分の名前を呼ばれるのはうれしいものです。

認知症である母がもし自分の名前を覚えていたら、うれしさは倍増するのではないでしょうか。うちの場合、最低半年、長くて1年間、名前を覚えるのに費やします。菓子折りはあげられませんが、お名前を呼ぶことはできます。

介護職の離職率が高いというニュースばかりが流れていますが、わたしたち介護家族ができることとして、感謝の意を伝える、そしてお名前を呼ぶ。これで少しは離職率が減少するかもしれません。

●2020年の未来の回想法はこうなる！

バーチャルリアリティを、ご存知ですか？　仮想現実と呼ばれるこの技術で、コンピューターがつくり出した非現実の世界に、あたかも自分がいるような体験ができるのです。

特にゲームなどのエンターテインメントの世界で先行した技術ですが、認知症介護の世界にも応用がはじまっています。

寝たきりの人をふるさとに帰省させる、足の不自由な人をコンサートに連れて行く、といった現実ではできないことを、仮想現実の中で実現させるのです。

回想法をバーチャルリアリティで行うと、よりリアルな感覚を体験できます。介護福祉士の登嶋健太さんという方が、すでに取り組んでいて、NHK「おはよう日本」で特集されていました。その特集の中では、デイサービスに通う93歳の女性が、亡くなった夫と行ったイタリア旅行をバーチャルリアリティで体感し、当時を思い出して涙を流されていました。

簡易的なバーチャルリアリティを体験する方法として、「ハコスコ」という商品があります。

段ボール製のゴーグルに、スマートフォンをセットするだけで、簡単なバーチャルリアリティを楽しめます。約1000円で、アマゾンなどでも購入できます。わが家にはなつかしの映像がないので、わたししか体感していませんが、バーチャルリアリティの雰囲気はつかめました。

認知症の方が、どこでもドアやタイムマシン感覚で、世界中を旅したり、過去に帰ったりすることが当たり前になる時代がやってくるかもしれません。

心得26■尿とりパッドがどれだけ吸収しているかわかる「Ｄｆｒｅｅ（ディーフリー）」

内閣府が2013年に発表した「介護ロボットに関する特別世論調査」というのがあります。これによると、在宅介護で苦労したことのトップが排泄《はいせつ》（排泄時の付き添い、オムツ交換）という結果でした。介護職員の方も、苦労されているかと思います。

この悩みを解決してくれそうなデバイスが、前著でもご紹介した「Ｄｆｒｅｅ（ディーフリー）」です。**下腹部に装着すると超音波センサーで体内の動きをモニターして、何分後に尿や便が出るかをお知らせしてくれるという画期的な機械**です。

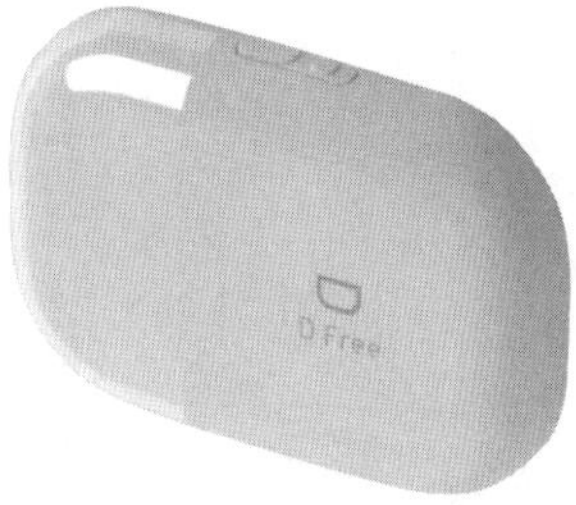

D Free（ディーフリー）

わたしは、開発元のトリプル・ダブリュー・ジャパン株式会社代表取締役の中西敦士さんにお会いして、デモを見せてもらいました。

現在、介護施設・医療機関等で検証テストを行っている最中で、２０１６年９月頃の完成をめざしているそうです。

次ページの写真のとおり、利用者ごとに便が何日出ていないか、何分後に尿が出そうか、尿がすでにどれくらい出ているかが、一目瞭然です。

また、尿とりパッドの大きさによって尿吸収量が違うため、利用者ごとに尿とりパッドの大きさを設定することで、どれだけ吸収可能かをパーセント表示もしてくれます。たとえば、３００ｍｌ吸収できる尿とりパッドで１５０ｍｌの尿を排出したら、「パッド50％」と表示されます。

先述したように２０１６年９月には導入される施設もあるそうなので、もしも、このシ

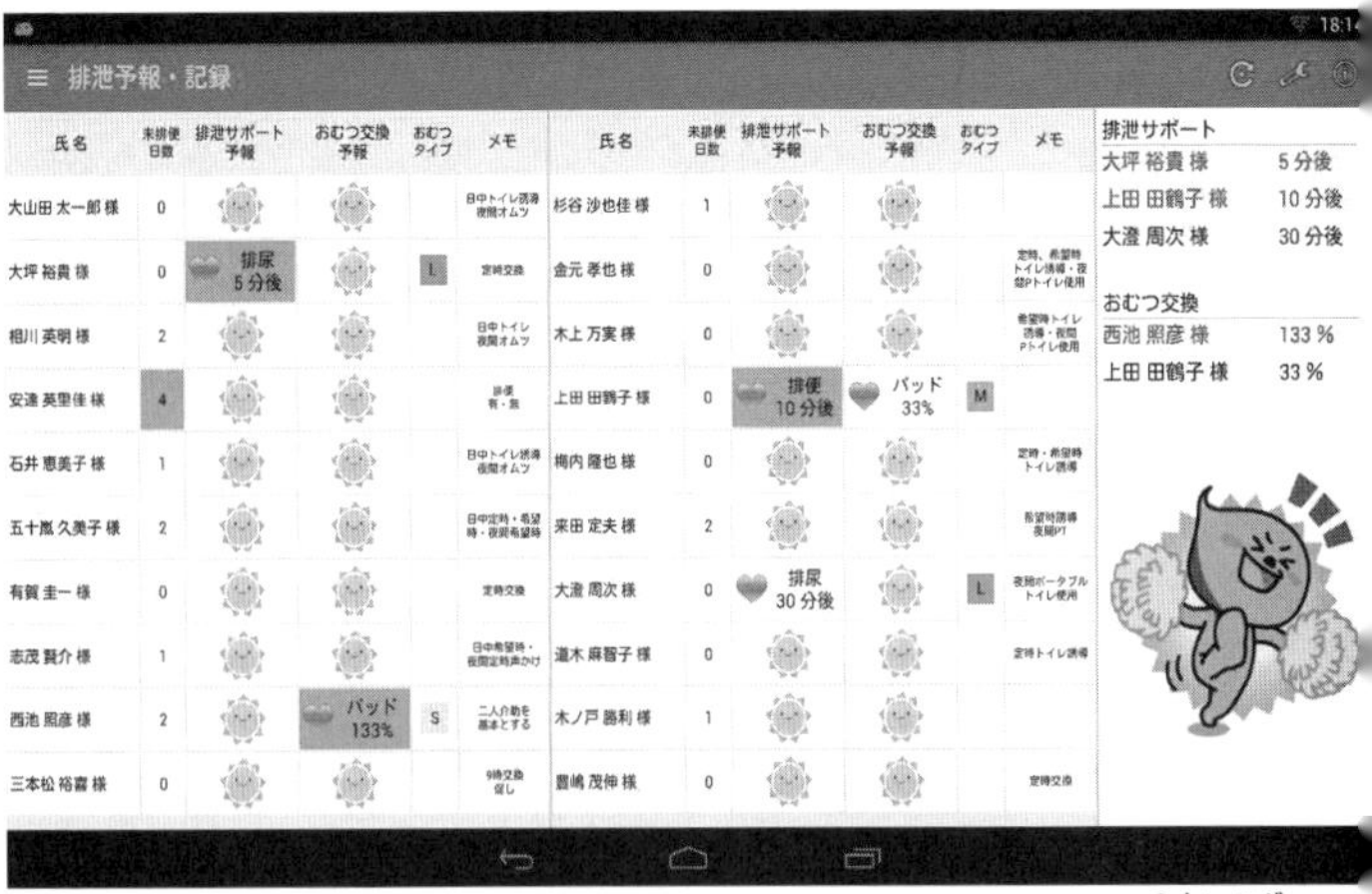

©ウンログ

検証テスト中の実際の画面です。

ステムを導入した有料老人ホームにお世話になった場合、実費請求されるオムツ代が節約されるかもしれません。

●わが家なら「Dfree」をこう使う

先日、母と公園を散歩していたとき、トイレに行きたいといい出しました。近くのトイレまで、わたしの足なら1分のところ、足の不自由な母は5分以上かかり、ギリギリでした。

もし「Dfree」があったら、尿意を早めに予測して、トイレ近くに誘導しながら散歩したことでしょう。

母が将来的にトイレまで歩けなくなった場合、ポータブルトイレを使うことになると思います。しかし、ベッドからトイレの移動に、時間がかかるかもしれません。前もって尿意を予測できたら、あわてずに済みます。シーツやパジャマを汚すこともなくなり、洗濯をしなくて済みます。

亡くなった祖母は弄便《ろうべん》がありましたので、便いじりを防ぐこともできます。認知症の方で尿便意を訴えられない方にも役立ちますし、オムツかぶれの防止はもちろん、何より排泄の自立を、長い期間実現できるというメリットもあります。

排泄介助のストレスから、解放される可能性が見えてきました。そして何より、認知症の方の自尊心を傷つけないステキなツールです。

クラウドファンディング（ウェブで資金集め）のときの価格設定は、排尿タイプが1万8000円、排便タイプが2万4000円、尿便両方で3万6000円でした。一般販売価格は未定とのことですが、お手頃な価格設定となりそうです。

個人の方はスマートフォンで管理することになりますが、購入できるようになるのは早くても2016年末頃の予定です。

心得27■監視カメラ「スマカメ」で介護に無関心の人を振り向かせる

前著で認知症グッズをご紹介した中で、ネットワークカメラ「スマカメ」はとても反響がありました。「スマカメ」は部屋の様子を映し出すカメラで、スマートフォンで見ることができ、約1万円と低価格なのが魅力です。

リアルの場でお会いする方に、母のライブ映像を見せたところ、設置の手軽さと値段の安さに驚いていました。ツイッターで、使い方の問い合わせもたくさん受けました。

今回は、ひとつ変わった使い方をご提案します。

●気軽すぎてついついチェックしてしまうという特徴を利用する

以前スカイプで自宅の居間を撮影していたときは、ログインが面倒だったり、使いづらいということで、わたしの妹はほとんどアクセスすることがありませんでした。しかし今は、この「スマカメ」のおかげで、スマホを1回タップするだけで、母が映ります。その

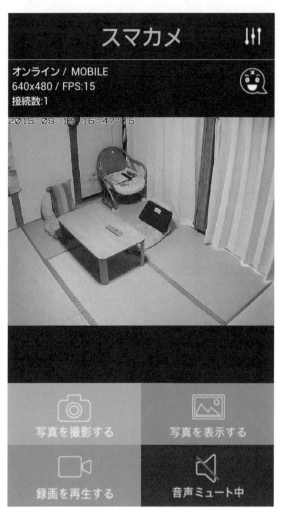

筆者の実家のリビングです。

ため、妹も1日に何度も母をチェックするようになったのです。

たとえば参加意識がない親族、ご家族のスマホに、この「スマカメ」アプリをインストールしてみてはいかがでしょうか？

わたしのまわりでは、その手軽さからついつい見てしまうという方が多いです。見すぎで心配になってしまう方もいらっしゃいますが、**逆に全く介護に興味のない人に「スマカメ」のアプリをインストールしてあげることで、当事者意識を少しでももってもらうことができるかもしれません。**

わが家の場合は、母はいつも居間にいるので、1台のみ設置しています。実家のわたしの部屋は2階なので、帰省した際は下の階の様子をチェックするときにも利用しています。

複数台の設置も可能なので、玄関に設置して徘徊対策に使ったり、お薬カレンダーを映しだして、お薬のチェックにも使えます。寝室に設置する方もいらっしゃいます。

三章

認知症の人と社会のつながり編

若かりし頃の「お仕事」は認知症の人の心を最高にゆさぶる

人は社会とつながることが大切といわれます。これはじつは認知症の人でも全く同じだということをわたしは体験しました。

この章では、認知症の方が社会とつながることの大切さについてお話しします。

心得28■若かりし頃の「お仕事」は、認知症の人の心をゆさぶる最強のツールである

亡くなった祖母は、鹿島建設の寮母でした。男性社員の胃袋を満たしたこと、大企業に勤めていたことが誇りでした。どの病院に行ってもその話をするようで、「鹿島建設のおばあちゃん」といわれていました。

母が通っている「ものがたり診療所もりおか」。病院らしくない一軒家で、待合室は一般家庭のダイニングそのものです。テーブルを囲んで待つため、わたしが認知症の方とお話しする機会があります。**認知症の方と初対面で話すことは、決まって若かりし頃の「お仕事」の話です。**

「わたしはね、若い頃パイロットでね」

「亡くなったお父さんは、警察官でした」

昨日の記憶よりも、50年以上前の記憶のほうが鮮明なみなさんが、とてもイキイキとお話ししてくださいます。なにしろ、週休1日で、日本を支えてきた方々です。認知症だということをわたしが忘れるほど、なめらかに「お仕事」の話をしてくれます。

●「お仕事」は、頑固な人を動かす力もある

あるテレビ番組で、なかなか車から降りようとしない元営業職の認知症の男性に、

「こっちに書類あるから、手伝って」

といった瞬間、急に車から降りるというシーンを見ました。

母もデイサービスに行きたくないとしょっちゅういうのですが、

「工藤さんの料理、食べたいってみんながいってるよ」

元寮母であった母へのこの一言で、急に行く準備をします(祖母も母も元寮母なのです)。

それくらい「お仕事」は人の心を動かすものなのです。

話したくないと心の壁をつくっていた人が、「お仕事」について質問すると、急に饒舌になったりもします。

みなさんも、もし認知症の方が昔お仕事をされているなら、その話をしてみてはいかがでしょうか?

心得29■認知症のカリスマ美容師が、見知らぬ土地で美容室を開業した話

わたしが取材した話をお伝えします。

「月商50万円を超えた月もありました」

そう話してくださったのは、週刊誌記者である浅野さと美さん(仮名・49歳)。お母さんのまさ子さん(仮名・77歳)は秋田の中学卒業後上京、15年の修業ののち、嫁ぎ先である兵庫県で美容室を開業します。

「大みそかは行列ができて、徹夜で仕事をするほどのカリスマ美容師だったのよ」

兵庫に、家を2軒も建てたまさ子さん。ところが69歳のとき、家庭の事情でさと美さんの住む神奈川へ呼び寄せられることになります。仕事も辞め、持病であった後縦靭帯骨化《こうじゅうじんたいこっか》症《しょう》(背骨を支える靭帯が骨のように硬くなる難病)の手術をします。

無事成功したものの、退院直後から悪口や妄想が現れます。ほとんど休まず働いてきたまさ子さんが、見知らぬ地での急な隠居生活、そして入院を経て、認知症一歩手前といわれるＭＣＩ（軽度認知障害）を発症したのです。仕事という張り合いもなくウツ状態になり、家族とのケンカも増えていきました。

このままではいけないと、家族で話し合いをもつことに。するとまさ子さんは、こう訴えたそうです。

「また仕事がしたい」

絶対にムリとさと美さんは考えます。それでも、さと美さんの旦那さんは、

「一か八かやってみよう！　成功したら、おれ、会社辞められるかもしれないし」

といい、軽いノリで、美容室開業を決意します。

しかし、神奈川は美容室の激戦区。家賃はどこも月20万円以上、そもそも初期資金は？　シャンプー台は？　パーマ液は？　いろんな壁が立ちはだかります。そんなとき、さと美さんの旦那さんのお姉さんから、ある提案を受けます。

「1000万あるから、300万くらいは貸せるわよ」

お姉さんは、卵巣がんが見つかり（現在は寛解状態）、保険でお金を受け取ったところ

でした。奇跡的に、初期資金を調達できたのです。

次に物件。何十件と探し歩いたところ、ほとんどが家賃20万以上、とても手が出ません。しかし、家の近所に、家賃10万という築50年近い物件を見つけます。2階は住居になっていて、住み込みで働くことができます。駅から徒歩15分、以前は花屋で、入るテナントが次々と消えていくような立地でしたが、安さからここに決めることにしました。

こうして資金と物件が決まり、あとは美容器具です。MCIでも、カリスマ美容師時代の記憶は健在。中古のシャンプー台、椅子などを、すべてまさ子さんが選びました。アルバイトも雇わず、わずか3坪の小さな美容室をひとりで開業するのです。

●軽度認知障害でも美容室を運営するための工夫

値段はすべて切りのよい数字にすることで、お金の計算を簡単にしました。カット2000円、カラー（毛染め）4000円、パーマ5000円。これなら小銭はいりません。レジ操作ができないので、長財布でお金を管理しました。パーマの手順を忘れないよう、壁に貼り紙をしました。

なんとかオープンが見えた1カ月前、出資者であるお姉さんが、お客様第1号になりました。久しぶりにパーマをしてみると、ほかの美容室でも治せないほどの大仏パーマになってしまったそうです。まさ子さんもひどく落ち込みましたが、

「慣れたら勘を取り戻す」と。

この経験から、万一お客さまに訴えられたときのための保険にも入ります。結局、保険を利用することはなかったのですが、２０１１年１月、不安半分の船出をすることになります。

オープンの告知は、近所の郵便局にポスターを掲示したのみ。さと美さんも閑古鳥《かんこどり》を覚悟したそうです。ところが３カ月もしないうちに、月30万円を稼ぎ出す美容室になりました。

近所に美容室がない空白地帯だったこと、年配の方が多い地域でシニア層向けに絞ったことで口コミが広がり、繁盛したのです。不安だった大仏パーマもなく、商売は順調、２軒目も出そうかという冗談が出るほどでした。

「よかったぁ、こんなことってあるんだ。思い切って開業してよかった」

とさと美さん。

認知症の周辺症状も消え、美容師としての技術も問題なく、お茶だけ飲みに来る地域の

拠点にもなりました。

そんな日々が3年続いたのですが、ある事件が起きます。

●アルツハイマー型認知症を発症、そして肺がんも併発

お客さんとしてよく来ていた80歳の姉妹から、さと美さんはこう告げられます。

「客を泥棒扱いしている、病院に連れて行ってあげたら」

会話は多少おかしくとも、仕上がりに問題がなかったことで続いていた美容室。しかし、お客さまへの言動で、トラブルが起きていたことを知らされたのです。

病院に連れて行くと、アルツハイマー型認知症という診断。要介護認定を受けると、要介護1でした。店舗の2階にある部屋はいつのまにかゴミ屋敷になっていました。

大病院へ連れて行き、レントゲンをとると、想定していなかった超早期の肺がんまで見つかってしまいました。入院すると、以前のまさ子さんに戻ってしまいました。ナースコールを何度もしたり、病室の場所もわからない状態に。もうお店はムリだろう、さと美さんは考えました。

しかし、退院したまさ子さんは、再び商売をはじめたのです。2~3週間の休業でした

が、お客さまは待っていて、月商50万という最高記録を達成します。なお、がんばるまさ子さんでしたが、次第に言動が怪しくなり、ハサミをもつことが危ないと感じられるようになりました。

「わたし、よう働いてきたよな。十分よな」

まさ子さん自身も、お店をやめようと思うようになります。認知症だということも近所で有名になり、お客様の数も減りました。借金の３００万を返せないことに責任を感じ、

「お金、返されんで、ごめんな」

と涙を流すまさ子さん。

結局、２０１５年の大みそかに約5年続いたお店を閉店しました。けれども、

「もう1回、商売させてほしい」

現在、グループホームにいるまさ子さんは、こういうそうです。1本20万円のはさみを、ホームにもってきてほしいとお願いすることも。そこにお客さまはいなくとも、頭の中ではカリスマ美容師。脳内のイメージでまさ子さんは、はさみをもち、今も手を動かし続けています。週1回の外出で、義母の髪を切る機会があり、喜んで切っているそうです。

まさ子さんはホームでさと美さんを見送るとき、深々と礼をしてこういうそうです。

「ありがとうございました」
その光景は、美容室でお客さまを見送っていたあの頃と同じ姿です。
認知症でも昔の仕事の記憶は残っているのだということを、わたしは強く感じました。

心得30■どんな病気でも「昔のお仕事」の記憶は元気につながる

母が通う診療所にある、和服姿をした診療所スタッフさんの集合写真（次ページ）。一見ふつうの写真のようですが、この写真に、ある「ものがたり」が加わったとき、わたしの心をゆさぶる写真へと変化したのです。

着付けを担当したのは、滝田智子さん（79歳）。盛岡市出身の滝田さんは40歳から着付けのお仕事をはじめ、30年以上のキャリア。ところが74歳のとき、難病指定の潰瘍性大腸炎《かいようせいだいちょうえん》になってしまいます。しかも、劇症型というもっとも重いレベル。

「人間に、こんなに管って付くんだ」

と話してくださったのは、娘の江見夏恵さん。３カ月もの間、ＩＣＵにいた滝田さんは、

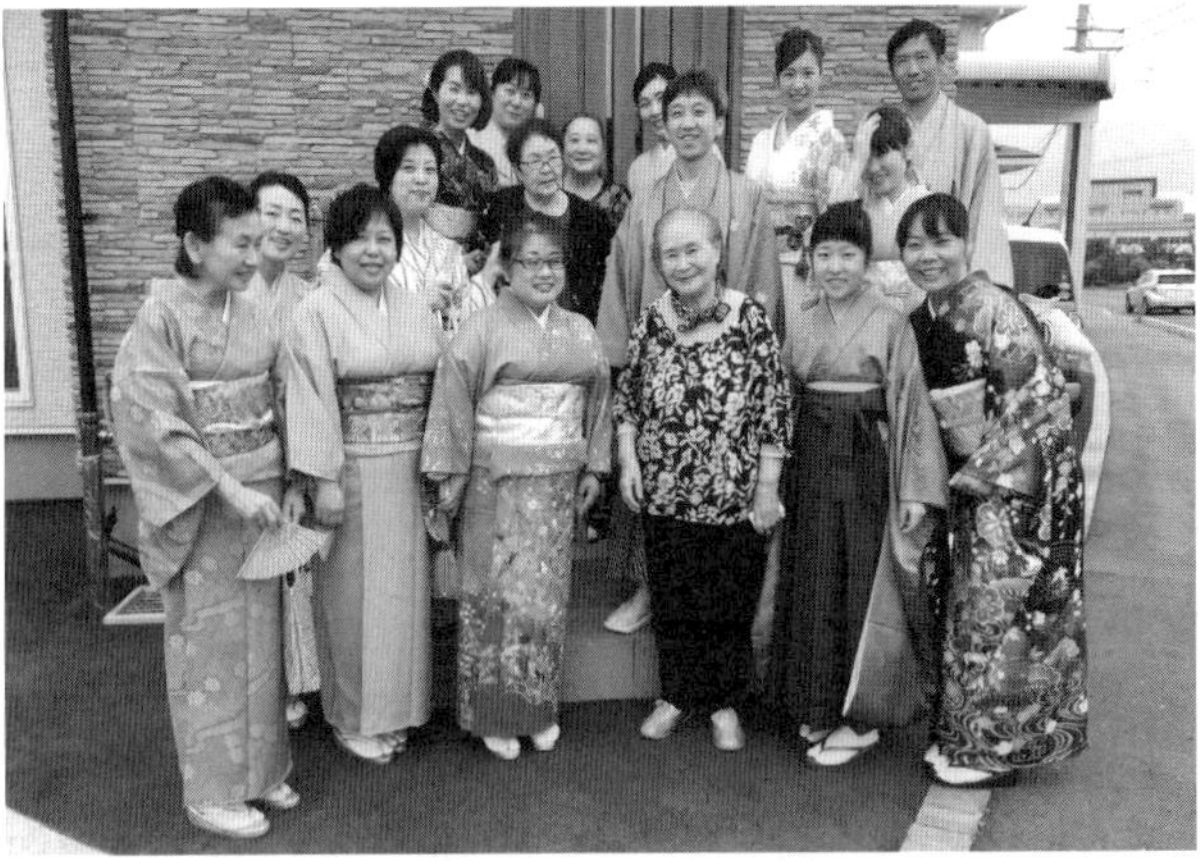

前列右から3番目が滝田さん。娘さんは最後列の左から3番目
（提供：松嶋大）

次々できる潰瘍を取り続け、肺炎も併発、人工呼吸器をつけ、最後は直腸と大腸を全摘します。

手術は成功したものの、体力はすっかり衰え、気力もなくなってしまいます。

着付けの世界から遠ざかっていたところに、診療所から17名の着付けをお願いしたいといわれるのです。

「病気のせいでしゃがめないし、力も入らない」

着付けをする以前の問題でした。しかし、すべては滝田さん自身が動けるかどうかの挑戦でした。

そして、スタッフの力を借りながらも、3時間かけて着付けされたスタッフさんたちを写したのが123ページの写真だったのです。

どうでしょう？　すごいですよね⁉

「こんなにも元気になるとは、思ってもいませんでした」

江見さんはこういいます。着付けをきっかけにやる気がみなぎり、生きる気力が湧いたそうで、今では診療所でお味噌もつくっていらっしゃるそうです。

滝田さんは認知症ではありませんが、**大きい病気をされても、若い頃に身につけた技量は、〝昔取ったきねづか〟で、発揮しやすく、それが生きる力につながっていくようです。**

心得31■世界にひとつしかない料理をつくった母の恐るべき潜在能力

わたしは、前項のまさ子さんや滝田さんのお話を聞いて、うらやましく感じると同時に、認知症である母も何かできるのでは？　そう思うようになっていたのです。

●母の舌は「神の舌」、1カ月間同じメニューは出さない「スーパー寮母」

母は40代の頃、ヤマハ発動機の寮母をしていました。単身赴任で盛岡に来た男性たちの食事の世話を10年以上していたのです。

息子が東京から連れてきた友人に料理をもてなすことも、12年にわたってしてくれました。レストランの味を舌で覚え、家で再現することができた母は、テーブルの隙間が許せないと、食べきれないほどの料理を並べるのです。

ところが2007年、別居中の父が脳梗塞《のうこうそく》で倒れた頃、手足の不自由さや体力低下から、お客様への料理をやめてしまいました。その後、認知症を発症。祖母が亡くなった今は、息子であるわたしと自分の料理しかつくりません。レパートリーもピーク時に比べ9割減。わたしもまずいものは食べたくないので、間違いのない料理だけをつくってもらうようになっていました。

ある日のこと、母の通う診療所でこのような告知がありました。

「調理師募集。60歳以上で、ご近所の方」

診療所スタッフの食事を提供する人材の求人でした。着付けの話を思い出し、これだ！と思ったわたしは、松嶋先生にあるお願いをしました。

「先生、1回でいいので、母に得意料理をつくらせてもらえませんか?」

後日受診すると、先生は母の「ものがたり」(ナラティブ、心得21参照)と向き合ってくださいました。どういう寮に勤め、どんな料理を提供していたか、どんな評判だったかを母に聞いてくださったのです。

「ゴールドブルー風っていうのが、評判よくってね、先生」

「ゴールドブルー風ですか?」

先生はすぐ、ネットで調べたのですが、出てきません。なぜなら、この料理は世界にひとつしかない母のオリジナル料理だったからです。

世界にひとつしかない理由……それは、ブログにこの料理の写真を載せたとき、読者の方から教えてもらってわかりました。

「コルドンブルーではないですか?」

スイス料理で、ハムとチーズを豚肉や鶏肉で包み、カツのように揚げたものです。母はこの料理を自分流にアレンジし、名前を間違えて覚えた結果、「ゴールドブルー風」になったのです。

受診後、看護師さんが材料について根ほり葉ほり質問してくれました。母は得意気に材料について説明していました。

「生クリームじゃだめ、ホイップクリームじゃないとくどくなるのよね」

●シェフに変貌した認知症の母

イベント当日、病院へ向かう車中で母は、何度もこう質問しました。

「ひろ、ゴールドブルーってどうつくるんだっけ？」

前日の夜もつくり、忘れないように3カ月前から週1回はつくってもらいました。しかし、家と違う慣れない台所、いつものガスではなくIH、調理器具も違う環境で調理できるか不安でいっぱいでした。キッチンに入ってからも不安そうで、できないのでは？　そう思いました。

しばらくしてキッチンを見ると、認知症になってから見たことがない、真剣な目をした母がそこにいました。診療所のスタッフさん、患者さんの3人が手伝ってくれたのですが、あの不安な母は、どこへやら。完全に料理長になっていました。

「シェフ、ニンジンはどう切ったらいいですか？」

「シェフじゃないです、わたしはシュフです」

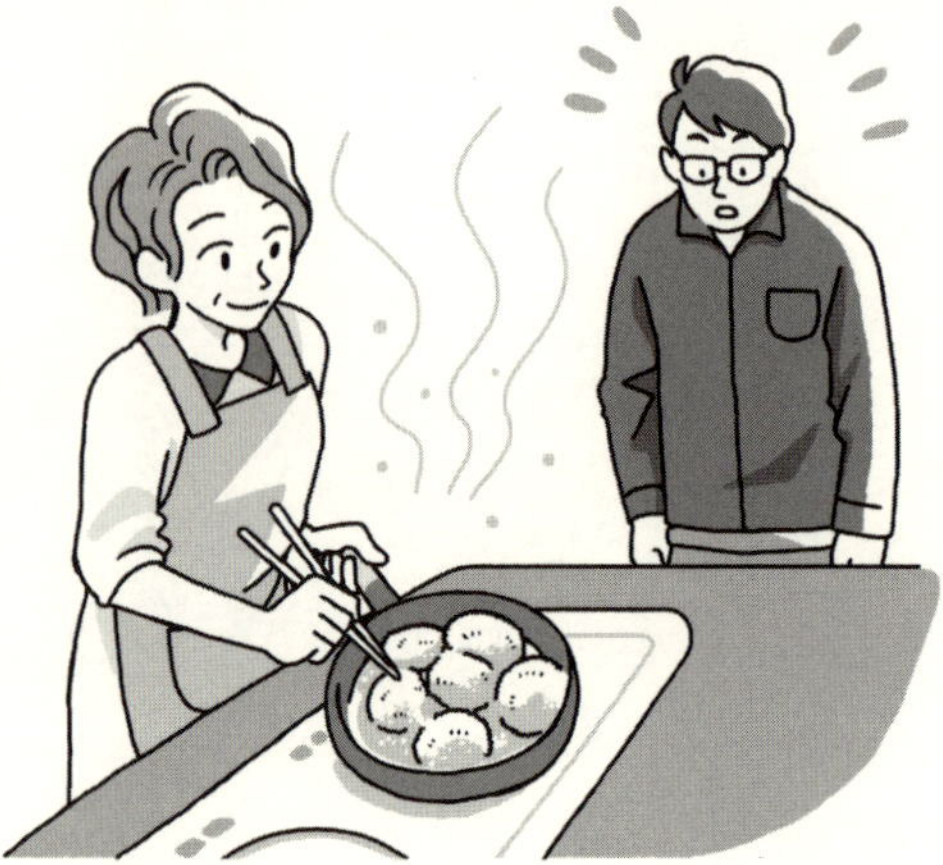

冗談をあまりいわない母が、笑点ばりの切り返しをしました。手伝いの3人には、つけ合わせのニンジングラッセ、ほうれん草のソテー、マッシュポテトを任せ、母はメインであるゴールドブルー風をフライパンで焼き続けました。その数、なんと20人分。家では2人分つくるのに1時間かかる母が、手際よく20人分を1人でこなしたのです。

ところが、焼き終わったあと、仕上げのクリームに取りかかろうとしたそのときでした。

「ガタッ」

キッチンの台に両ひじをついて、ぐったりとする母。集中しすぎて体力を使い果た

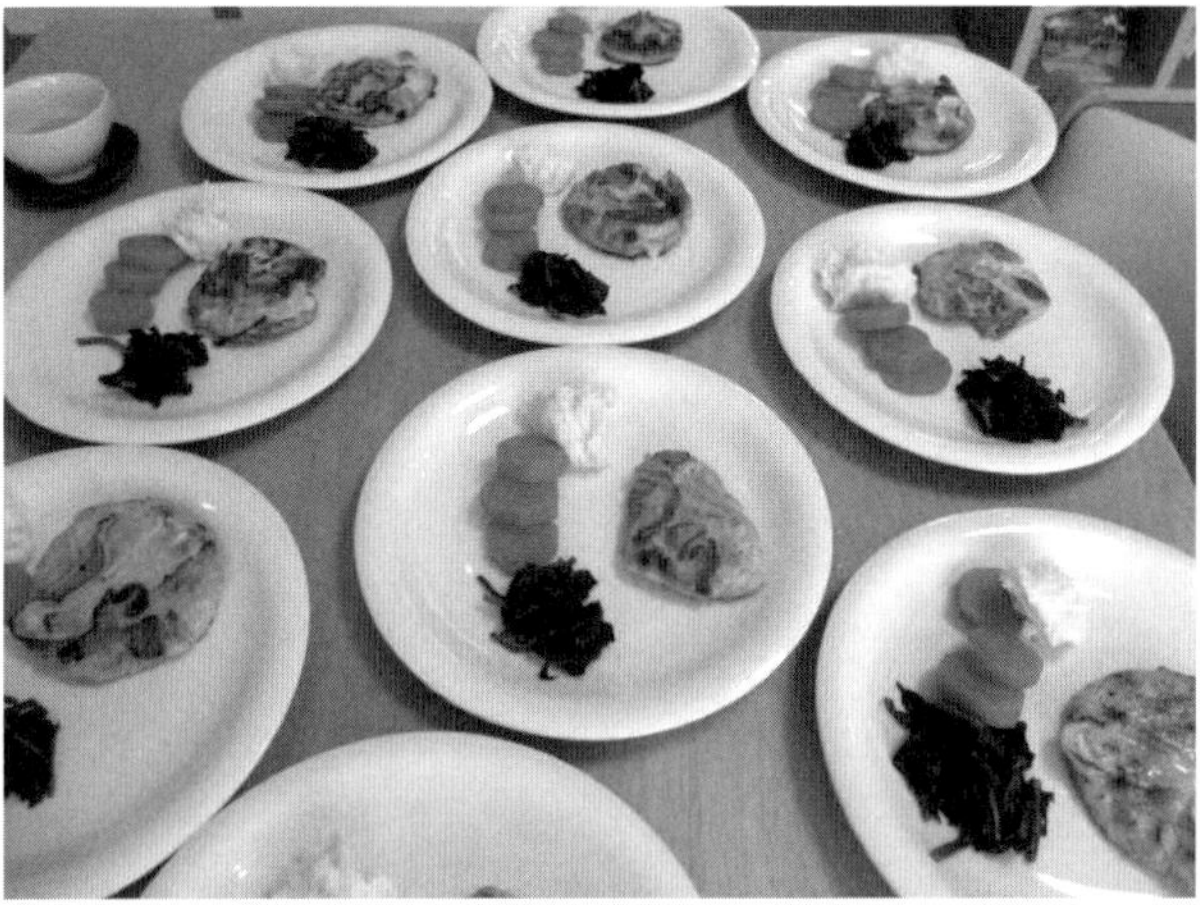

母がつくったゴールドブルー風料理

し、動けなくなってしまったのです。真っ青な顔をした母に、看護師さんが椅子をもってきてくださいました。しかし、最後のクリームの味付けが残っています。介護福祉士さんに、フライパンのクリームが固まらないよう作業をしてもらいながらも、味だけは指示します。

「塩をあとひとつまみ。あとしょうゆ、ちょこっと」

目をつむり、眠るように椅子に座る母。それでも味の指示をするその姿は、もはや30年前のスーパー寮母でした。それに、たしか、認知症だったはず……。

母は料理完成後、シュフ、いやシェフとして料理説明をしました。

「おいしかったです」

「お店で出したら、いくらで売れるかな」

たくさんのお褒めのコトバをもらった母は、診療所を出たあと有頂天でした。

「父もシェフだったから、やっぱり遺伝だと思う」

よほどうれしかったのか、車で遺伝の話を連呼しました。しかし2時間後、わたしにこういいました。

「あれ、今日はどこに行ったの?」

一瞬、輝きを取り戻したスーパー寮母の姿は、どこにも見当たりませんでした。

しかし、あの2時間だけは、間違いなく全盛期の母でした。

認知症の人は瞬間を生きているといいますが、間違いなくその瞬間を一生懸命生きて、駆け抜けたのです。こんな貴重な機会をいただけた母は幸せ者だ、そう強く思ったのです。

●わたしが東京・盛岡を何度も往復する一番の理由

記憶には、一般的な知識に関する「意味記憶」、自分の経験に関する「エピソード記憶」、身体の動きや日常的な習慣を覚えている「手続き記憶」があります。

最期まで失われないのが、この手続き記憶です。手続き記憶をわかりやすくいうと、「体が勝手に覚えている」という表現になります。

これまで紹介してきた、3つのものがたりは、**家族や介護者が思っている以上に手続き記憶が残っている証拠**です。

認知症の人や大きい病気をした高齢の方は、何もできないのではないのです。

わたしが東京・盛岡間を何十往復もする一番の理由、それは料理です。生きがいである料理をする機会がなくなってしまったら、母の認知症は一気に進行してしまうでしょう。

「息子のために、料理をつくる」

母の親として役割を果たす気持ちは、今も衰えていません。移動には片道1万円、5時間近くかかります。味のないもやし炒めができたり、煮物には堅いニンジンが入っていることもあります。それでも、その役割を母が果たすことは、レミニールやメマリー以上の特効薬だとわたしは信じています。予想以上に、母の認知症が進行していない理由のひとつは、料理だと思います。

同居で介護したら？　そう感じるかもしれません。しかし、それをしたら、わたしの妻に申し訳なくなり、自分を責めると思います。

なので、母には、わたしは大企業のサラリーマンという設定にし、フリーランスであることを伝えていません。年間20回近く帰省できる会社員なんて、普通はいませんが……。

心得32■介護施設が増えるよりも、認知症の人が イキイキと働ける場所がほしい

母の介護がはじまって5カ月目のこと、わたしは盛岡のハローワークへ足を運びました。タッチペンで、70歳で料理の仕事がないか探したら10件ヒット。プリントアウトして、家にもち帰りました。足が不自由で車の免許もない母が、どうやって職場まで行くのか？　認知症をどう考えていたのか？　今思うと、自分でも不思議な行動でした。しかし、こういう思いがあったことは間違いありません。

「働くという刺激は、薬やレクリエーション以上の効果がある」

実際に、認知症の方の働きたい思い、社会的役割を果たしたいという気持ちに応えているデイサービスがあります。

東京都町田市にある「DAYS《デイズ》　BLG!《ビーエルジー》」。メンバーさん（利用者とは呼ばない）は、

ほぼ認知症の方。今日、何をするかを自分たちで決め、その中には「仕事」も含まれます。Ｈｏｎｄａ ｃａｒｓ（ホンダカーズ）での洗車、大手文具メーカー「コクヨ」の商品開発のアイディア出しなども含まれ、きちんと報酬も受け取るのです（厚生労働省は、都道府県が定める最低賃金を超えなければ、介護サービス事業所の活動で本人がボランティア報酬を受け取ることは差し支えないとしているため、報酬は謝礼程度で、月数千円だそうです）。

こういった次世代型のデイサービスも存在します。

●認知症の方がもつ可能性を「働く」で追求する

「先生、母を過少評価していました」

心得31の話で母のゴールドブルーを食べている先生に、わたしはこういいました。知らず知らずのうちにできることを奪っていたのに、守ってあげているという勝手なうぬぼれをもっていたことに、深く反省しました。89歳でベッドにいた祖母が、病院の待合室で楽しそうにタオルをたたむ姿を見たときも、まだ彼女にできることはあると思いました。

多くの認知症介護者は、わたしのようにできる可能性をつぶしているのではないでしょうか。認知症ご本人の能力は眠っていて、発揮する場所がすぐにはわからないだけなのです。奥底に記憶が残っていても、思い出すことができない認知症の方の頭の中とよく似ています。

もし、認知症の人がもつ、潜在的なものを引き出す機会に介護者が立ち会えたら、わたしがシェフになった母を見られたように、ふだんの介護とは違う充実感に満たされることでしょう。

認知症だからといって、常に受け身でお世話されることを、本人は本当に望んでいるのでしょうか？　まさ子さんがはさみを握り、母が料理をふるまえる環境が日本中にあったなら、こんな幸せなことはありません。

仕事とはかぎらず、小さなことでもいい、認知症の方に何か得意なことはありませんか？

家の中や身近なところで、能力を発揮できる機会を提供してあげることも、介護といえるのではないでしょうか？

四章

介護者の「働く」と「離職」編

「退職の理由は介護です」と面接でいい続けた結果

この章では、介護者自身の話に入っていきます。認知症の方のみならず、介護者も社会とのつながりが大切です。

心得33■介護者が働いていたほうがいいと思うワケ

わたしは、これまで5つの会社で働いてきました。職を転々としているという、ネガティブなイメージをもたれることもあります。しかし、いろんな経験が、今の自分をつくっていると考えているので、後悔はゼロですし、介護にも過去の経験が生かされています。

「もともと文章を書くお仕事をされていたのですよね?」

とよくいわれますが、本格的にはじめたのは30代後半からです。数字を扱って分析する仕事をしてきたので、180度違う世界にいました。

しかし、はじめてみると、とにかく楽しい! 独学で、文章の書き方やキャッチコピーの考え方を勉強し、今に至ります。もし40歳で介護がはじまらなかったら、今頃愚痴をいいながら会社で働いていたと思います。

介護という、人生において強制的に変化を求められるイベントに対して、ネガティブに考えずに、柔軟に対応できた結果、今があります。

ところでみなさんは、6億円当たったら、仕事を辞めますか？

わたしは辞めません。

生涯現役でありたいと思っています。

でも会社員時代なら、とっとと辞めてゆっくりしたいと答えたと思います。自己分析すると、会社員時代は仕事の目的が生きるため、お金のためのみで、そこから脱出したいという思いが強かったからです。

生きていくうえで働くことは必要で、それはお金のためという考えもありますが、介護をより充実させるためという考え方もあります。

働いているときは、心の介護モードをオフにすることができます。仕事に生きがいを見出して、介護を負担に感じる気持ちを消し去るぐらい、楽しい働き方をすることもできます。

介護がはじまるとき、介護者には3つの選択肢があります。

①仕事と両立させる
②離職して介護に専念する
③転職して環境を変える

というものです。

ここからは、いったん介護離職してから社会復帰したわたしの体験談、両立における最新事例をご紹介し、セカンドキャリアについて考えます。

心得34■「リクナビNEXT」元編集長が語る介護と仕事について

大手転職サイト「リクナビNEXT」元編集長の黒田真行さんは、現在「キャリアリリース40」という転職支援サービスを運営しています。そのフェイスブックの転職コラムを、わたしが執筆担当しています。わたしは転職で面接を受けた回数も多く、失敗経験も豊富で、ネタが尽きないのです（笑）。

介護がはじまる年齢と、転職が難しくなる年齢は重なります。プロ中のプロである黒田さんから見た介護と仕事について、３つの質問に答えていただきました。

Q１　介護離職は、企業にネガティブに受け取られますか？

A　思われることはあるが、自分が自信がもてる状態にしておけば大丈夫です。

「介護離職は、基本的には『合理的な離職理由』として受け止められます。もしマイナス評価を受ける場合は、次の３つを気にされているといえます。

①ブランクによるスキルレベルの低下

②最新技術や最新情報の更新の停止期間がある

③フルタイムでの働くペースに慣れていけるかどうか

特に①②は、ＩＴ系エンジニアなど環境変化が激しく、ブランク期間が、生産性に連動しやすい領域では起こります。③は3年以上のブランクがある場合は、このように思われるかもしれないと知っていたほうがいいです。

対策としては、実際に働いていなくても、自宅で新技術を習得してそれをアピールするなど、ブランクによる遅れを企業に感じにくくさせる努力に尽きます。ただ、仕事によってブランクの影響の軽重の差もありますし、ブランク前の経験期間の長さによっても印象は変わってくるので、**自分自身がブランクを過剰にとらえず、現役感に自信をもてる状態にしておくことも大切**です」

Q2　介護と仕事の両立は、どう考えたらいいですか?

A　負い目を感じず堂々と。選択肢を広くもつことも大切です。

「介護をしながら仕事と両立させることは、本当に難しく、時間的、経済的、体力的にも、大変な日常を送られていることと思います。また、介護と同様に、育児や自分自身の治療通院など、さまざまな事情で仕事とプライベートとの両立が求められている方も増えています。それらは決して特別なことではなく、人間が生きている以上、多くの人が体験する当たり前の現実です。少なくとも介護状況を負い目に感じたりせずに、堂々と向き合ってもらいたいと思います。

限られた時間の中で、自分の能力や経験を生かしてどう収入を確保していくか、どうキャリアを磨いていくか、制約が多い状況だからこそ、**これまでの働き方や経験職種にしばられずにできるだけ選択肢を広くもって対応することも、ひとつの方法**かもしれません。

将来的には、少子高齢化で、今後、介護と仕事の両立に向き合わなければいけなくなる人の割合は増加する一方だと思います。社会的にも、企業としても、その現実を受け止め、対応することは一般化していくと思います」

Q3　35歳転職限界説という言葉がありますが、現実はどうでしょうか。

A　限界ではなく、就職決定数が34歳以下の半数という現状は変わりません。

「求人に年齢制限を設けることはできないため、35歳以上の求人数を明確に測定することはできませんが、35〜40歳の求職活動者の転職先決定状況は、34歳未満の方に比べて半分程度だという状況はほとんど変化していません。

つまり正確には35歳限界ではなく、『35歳半減』というのが実態に近いのですが、企業の若手重視傾向は、簡単には変わらず、まだまだその傾向は続いていくと考えています。これと同様の現象は、40歳、45歳、50歳と5年の節目に起こり、そのつど半減していきます」

心得35■「退職の理由は介護です」と面接でいい続けた結果

わたしは介護離職を2度経験しています。1度目の介護離職のあと、再就職をめざしましたが、父の脳梗塞の具合、母の検査入院もあって、再就職するのに結局1年5カ月を要しました。

そのとき、実際に面接を受け、面接官がどのような対応だったかというお話をします。

●介護が退職理由ですといったら、どんなイメージをもたれるか?

黒田さんのお話どおり、介護による退職は「合理的な離職理由」と人事も考えます。ところが、そのことを利用して、転職する人も相当数います。介護を、ウソの離職理由にするのです。そのため、変な疑いをもたれることがあります。

「この人は、本当に介護で離職したのか?」

面接で最初はこう思われることもありますが、心配ありません。**事実を述べればいいの**

です。

何が原因でどういう介護をしてきたか、面接で伝えればいいだけです。介護経験者が面接官なら、ウソかどうかわかります。介護経験者が面接官でない場合も、事実をきちんと話しているうちに疑いは晴れるでしょう。

また、介護が継続中の場合、先方は表立ってはいいませんが、急に休まれることを嫌います。介護に理解ある面接官、介護休業制度が充実している会社ならいいのですが、それ以外の場合は現状では、あまり休まず働けることをアピールすることが大事といえるでしょう。

「介護休業中に何をしていましたか？」

面接で、この質問も何度も受けました。介護は大変だったかもしれない、でも一方で何か再就職のための努力をしましたか？　そう聞かれるのです。

心得34で介護離職における3つのマイナス評価をご紹介しましたが、まさにこの点を探ってきます。また、黒田さんのお話では「**『現役感』に自信がもてるかどうかがポイント**」とありましたが、自信のない態度だと内定はもらえません。

介護をしながら、資格取得やキャリアに合った勉強をされる方もいらっしゃいます。それをアピールするのが面接の模範回答になっているところもあります。

わたしも内定がほしいので、模範回答に近づけるべく勉強しているといいました（実際は、そこまでは勉強してなかったのですが……自分のやれる範囲ではがんばりました）。

最終的には2社から内定をいただき、正社員として再び働くことができました。

心得36■ブランクに寛容であれ！

2016年、東京・霞が関で行われた「『家族も働く人も』介護離職のない社会をめざす会」の発足記念フォーラムで、わたしはパネリストとして離職経験を発表し、こう訴えました。

「ブランクに寛容であれ！」

介護や育児でブランクがあることに、負い目を感じる方は多いです。しかし、働きはじめてみると、思っていた以上に仕事のブランクは時間が解決してくれました。それよりも、**認知症介護をしたという経験が自分にもたらしてくれる人間的成長をプラスに考えるべき**です。仕事にも生かされるはずだと。

上司がもし、認知症介護を経験していたら、どんなに救われることでしょう。介護と仕事を両立するために、尽力してくれるはずです。

ところが上司が介護経験者とはかぎりませんし、今は介護離職してしまうと、年齢的にもなかなか社会復帰できません。

再就職を目指す場合のポイントとしては、

・自分が介護してきた内容をまとめる
・介護中にも社会復帰すべく、努力してきたことを伝える

現状では、この2つを押さえておく必要があります。

ジョブ・リターン制度（結婚・出産・介護などを理由に退職した社員を、本人の希望により再雇用する制度）の利用、出戻り転職（一度転職した社員を再度受け入れる）も最近は増えつつあります。

このような制度は企業にとっても、優秀な人材確保のための切り札となります。

介護という貴重な経験をした人材が、ブランクを経て会社に復帰することで、次なる介護離職者を減らすことができるかもしれません。

また、介護などさまざまな人生体験を通じて、人間的に成長した人材は、それが生かさ

れる職種につけば、会社にプラスの影響を与えると思います。

日本は社会というレールに乗り続けないとダメと思われているため、介護と仕事を両立させせないといけないという一択で考える人があまりに多いです。

ブランクに寛容であってほしい。

多様な働き方が実現してほしい。

わたしはそうこれからも訴えていきたいと思っています。

心得37■介護と仕事を両立させるために先進的取り組みについて知っておく

多くの介護者は、介護と仕事を両立させせようと考えます。

しかし、まだまだ整備されていない環境において、先進的で面白い2つの事例をご紹介します。

●ケアマネさんのさらなる進化「ワーク・ライフ・バランス・ケアマネージャー」

「ワーク・ライフ・バランス・ケアマネージャー」（以下、ＷＬＢケアマネ）というものをご存じですか？

まだ一般的ではなく、わたしも石山麗子さんというケアマネさんの講演会に参加して知りました。

ケアマネさんのお仕事は、認知症などご本人を中心に考えることが多いのですが、介護者の勤務形態などにも踏み込んで、家族全体を見ていこうという動きがあります。その発想を具体化したものが、このＷＬＢケアマネです。

中央大学大学院戦略経営研究科は、ＷＬＢケアマネをこのように定義しています。

「要介護者の支援だけでなく、仕事と介護の両立の重要性を理解し、働く介護者の就労実態を踏まえて、要介護者に関する適切なケアプランを作成するなどにより、介護者の仕事と介護の両立を支援できる人」

多くのケアマネさんは、介護者の仕事と介護の両立に積極的な考えをもってはいるものの、介護者の勤務先の状況や介護休業状況まで踏み込んでいる方は、まだまだ少数だそうです。実際活動されているＷＬＢケアマネさんは、積極的に情報収集をしています。

まだ実際にWLBケアマネさんにお会いしたことはありませんが、**介護者の仕事も含めて考えるケアマネさんが少しずつ増えているということです。**

●介護に先進的な会社・大成建設の介護への取り組み

先日、大成《たいせい》建設人事部部長の塩入徹弥《しおいりてつや》さんと、同じイベントのパネリストとして対談したところ、驚いたことが2つありました。

ひとつは、塩入さんの会社は、社員のためにケアマネージャー提出用リーフレットを用意している点です。リーフレットに社内支援策・休暇制度をまとめて、ケアプラン作成時に社員が利用できるようにしています。

2つ目に、介護保険や施設、認知症や遠距離介護といった多岐にわたる介護テーマを扱った社内セミナーを全国で行っていることです。配偶者もセミナーに参加できるという点も面白いです。ほかにも介護関連本の貸し出しを行うなど、会社全体で介護に取り組んでいます。

こういった取り組みをする企業が増えてほしいのですが、まだまだ進んでいないのが現状です。

心得38■離職のときに押さえておきたいのは「お金」ではなく、「お金の流れ」

「介護離職の可能性がある場合、何を準備したらいいですか?」

とよく質問されるのですが、わたしは「お金」といつも答えています。

単純に貯金しておくということもありますが、「お金の流れ」をまず押さえることが大切です。**介護する人、される人の預貯金などの資産状況、支出状況、だれのお金をメインで介護をするかなどを考えることがポイント**です。

なぜそういう考えに至ったかというと、介護の初期段階で、祖母の資産状況をすべて把握する立場を経験し、母の介護にも役に立っているからです。

判断能力が不十分な方の資産状況を把握し、保護する制度を成年後見制度《せいねんこうけんせいど》といいますが、その制度を利用したおかげで、今の貯金なら、あと何年介護ができそうかという、先を見通すことができました。

親が将来、認知症になるかもしれないし、脳梗塞になるかもしれない。どんな病気やケガで介護が必要になるかは、だれにもわかりません。それら病気については、介護がはじまってから勉強しても遅くはありません。しかし、お金だけは、最初から容赦なく消えていきます。

わたしはコクヨの『もしもの時に役立つノート』（エンディングノート）を利用していますが、これにお金のことなどを書いておくことができます。これを記念日等にご家族に書いてもらって、「もしものときは見て」というようにしておくと、家族もあわてずに済みます。

お金の流れが見えることで、働き方も変わってきます。経済的余裕がなければ、介護費用の負担を自分がしなければならないということもあります。

心得39■会社員が本当は考えないといけない 40歳からのセカンドキャリア

「介護がきっかけで、人生が狂ってしまった」

そういったニュースを多く見かけます。しかし、介護をきっかけに、改めて自分の働き方を考えなおしてみるという発想も必要では、と思います。

●1人ひとつの職業と決めなくてもいい

サイボウズ株式会社に勤める中村龍太さんという方は、別のITベンダー会社にも勤め、さらに農業までやっているという副業ならぬ、「複業」をされています。

中村さんは、以前、キャリアプランナーにいわれて、やりたいことを書き出してみたら、ひとつではなく複数個あったそうです。複業のデメリットもなく、サイボウズの青野慶久社長も、外部の知識を身につけることができ、予想しなかったメリットが多いとおっしゃっていました。

「2050年には、65歳未満の生産人口が大正時代の人口くらいになるといわれている時代に向けて、今までと違った働き方が必要になると確信します」

と中村さんはお話しされています。

わたしも自身を実験台にして、働き方を模索しています。

「くどひろのような、介護と仕事の両立の仕方があるんだ!」

と思ってもらえるように、新しい視点を提示することが、わたしの社会的貢献だと考えています。

副業は、日本の法律で禁止されているのでしょうか？　いいえ、法律ではなく、就業規則で禁止する会社が多いのです。本来は就業時間以外は、何をしようが自由なはずなのに、副業を模索する人は少ないです。けれども、介護がはじまったとき、会社や国が守ってくれるでしょうか？　介護だけではありません、会社の業績が急激に悪化し、リストラにあったとき、だれが守ってくれますか？　自分で守らないといけません。

芸人の厚切りジェイソンさんは、テレビでこういいました。

「本業というコトバが嫌いです」

ジェイソンさんは芸人であり、IT企業の役員でもあります。すべてが本業であり、副業などないそうです。本業というコトバには「本業以外のことはできない、してはいけない」という意味が込められているようでイヤだといいます。

マルチに働けることは、介護離職への最大の保険になります。国も介護離職ゼロに向けてさまざまな施策を打っていますが、国を待つよりも自ら動いたほうが早いです。

わたしも介護離職をあっさり決めた理由は、そのとき副業をやっていたからです。副業に救われたのです。

現在、わたし自身に副業はありません。というのは、こうして本を書くこと、ブログを書くこと、コラムを投稿すること、講演すること、すべて本業です。全く予想していない人脈の広がり方をしていることもあり、ひとつの会社や職にしばられない仕事ができればと思っています。

こうなるまでに、今まで積み重ねたキャリアはほとんど捨てて、ゼロからのスタートでした。

しかし、**不思議と今までの経験は現在に間接的に生きる**、そう感じています。

心得34の黒田さんに「セカンドキャリア（第二のキャリア）はどのように考えたらいいですか？」と伺ったところ、このような回答をいただきました。

「セカンドキャリアは、自らキャリアプランを立てて計画的に創り出す場合もあれば、介護や倒産などがきっかけで、自分の意思とは無関係にはじまることもあります。

後者のように、受動的にセカンドキャリアを考えざるを得ない場合のほうが問題が起こりやすいと思います。

現在、転職や独立など考える予定はない、今の会社で定年まで働くつもりという方も、『会社の将来は絶対に安泰だ』ということがなければ、不慮《ふりょ》の出来事が起こった場合を想定して、少しでも自己防衛ができる余地をつくっておくことをおすすめします。

すでに40代以降で、今まさに次のキャリアを考えはじめている方は、『今までの経験を生かすことよりも、いかにゼロリセットで再スタートできるか』ということに重点を置いたほうが、突破口が開けることが多いとわたしは思います。

なぜなら、今までの仕事、役割、収入、生活パターン、それらを守ろうとする思考回路に陥りがちになるからです。何かを得るには、何かをあきらめる、捨てる必要があるという事実を受け止められないと、結果的に選択肢がせまくなり、非常に苦労することになります」

認知症介護がテーマの本で、本書のようにここまで働き方が語られることは、ほかにはないと思います。

しかし、**「働き方」の選択ひとつで、生活が一変します。**介護者が変われば、認知症ご本人の症状も変化します。それほど「働く」ことは大切です。

現在介護に専念されている方も、**「働く」を気分転換として利用するなど、ポジティブ**

なツールのひとつとして考えてみてください。


自身の介護体験が、そのまま仕事になることだってあります。

わたしのように、40代男性で介護体験をオープンに語る人は、珍しいそうです。男のプライドが邪魔したり、女性が介護するという意識をもっている人が多いためだそうで、いろんな方に驚かれます。

玉ねぎの皮や松ぼっくりをネットで売って生計を立てる方もいらっしゃる時代です。

今や仕事の可能性は無限に広がっています。

一歩踏み出すかどうか、その違いだけではないでしょうか。


最近、人の知能である「流動性《りゅうどうせい》知能《ちのう》」というものが話題になっていて、これは「新しいことに適応するための能力」を指しています。

この能力は、30~40代でピークを迎えますが、60代前半くらいまでは維持されるといわれています。

ということは、60歳や65歳など定年退職後に何か新しいことをはじめようと思っても、能力が追いつかない、対応するのに時間がかかるかもしれないということです。一方でありがたいのは、30代~60代前半という30年もの間、この知能は維持されるのです。

ここで、働くということについて、改めて考えてみませんか?

五章

介護者の心の悩みや苦しみ解決編

認知症のＴＶや本で悩みの答えが見つからないワケ

最後に、認知症介護をしている介護者ご自身の内面にフォーカスしていきます。

認知症介護の悩みや苦しみは、いったいだれが解決してくれるのか？　どう解決できるのか？　というお話です。

心得40■日本最大級のデータからわかった、認知症介護の悩みを本当に解決できる人とは？

心得20で少し触れた「認知症１１０番」は、公益財団法人認知症予防財団によって開設された無料電話相談サービスで、累計で2万２０００件もの相談を受け、その数は今なお増え続けています（２０１５年7月時点）。

ソーシャルワーカー、カウンセラー、看護師、介護福祉士、臨床心理士、社会福祉士、介護経験者などが応対し、リピーターが多いのも特徴です。

ある女性は、17年間で２００回も相談したそうです。

そんな「認知症１１０番」への日本最大級の悩みの数々から導かれた、ある結論についてご紹介します。

先日、「認知症110番」に改めて電話したとき、回答者の方の次の言葉に驚きました。

「われわれは、じつは回答をもっていないのです。みなさんすごく認知症の勉強をされていて、わたしたちがヒントを出すと、ご自分で解決される方がほとんどです」

悩んでいるはずのご自身が自分で悩みを解決してしまうそうです。いったいどういうことなのか？　自身の介護体験と照らし合わせ、考えてみました。


母は1年もの間、顔がピリピリするとわたしに訴え続けていました。1日に何度も何度も訴えるところが認知症です。1週間、1カ月は聞き流していたのですが、1年にもなると皮膚がんにでもなったのではないかと心配になりました。

「賞味期限切れのヨーグルトを使って、パックしたからかな？」

認知症になる前は、美容のためのヨーグルトパックをしていました。しかし、その習慣もなくなっていて、原因はほかにあることは明らかでした。いったい、何だろう？　1年が経とうとしていたある日、「お肌のピリピリには、これ！」といっているCMがわたしの目に飛び込んできました。

「ん？　ピリピリって、肌の乾燥のことだったのか！」

早速、ＣＭのローションを購入し、母につけてもらうことにしました。すると、あれほど連呼していた母が何もいわなくなったのです。

自分が常にアンテナを張っていたから、何気ないＣＭに反応できたのでしょう。認知症介護も、同じことです。なぜあんな暴言を吐くのだろう、なぜ財布を盗ったなんていうのだろうと、長い間介護者は苦しみます。しかし、ただ悩み苦しんでいるというわけではありません。

わたしも、ピリピリするといわれ続けたとき、正直「しつこい！」「うるさい！」と心の中で思っていました。それでも答えはないだろうかと考え続けた結果、自分で答えを見つけたのです。

毎日の介護生活の中でだれもが無意識のうちに、答えのピースを少しずつ集めています。

医師の一言や、「認知症１１０番」のアドバイスによって足りないピースが見つかり、あるときパズルが完成します。悩みが、急に解決するのです。

今すぐは解決しないかもしれない。でも**悩み苦しんでいることは、自分で答えを見つけるためのプロセス**なのです。

心得41■認知症のＴＶや本で悩みの答えが見つからないワケ

「コーチング」というものがあります。コーチと呼ばれる人が、相談する側と対話しながら相手の中にある能力や可能性、答えを引き出すことです。対して「ティーチング」は、指示や助言など答えを与えることです。

「認知症１１０番」が実践しているのは、コーチングです。コーチングの主役はコーチではなく、相談する側です。前項の２００回電話相談した女性は、こういっています。

「専門家の方がこうしなさい、ああしなさい、といろいろ指示される電話相談もほかにありましたが、わたしには合いませんでした。その点、認知症１１０番はわたしの悩みや愚痴をそっくり受け止めてくれたので電話しやすかった」

認知症介護の悩みをプロに相談しても、解決しないという方は多いです。それは、相手がティーチング型の悩み対応だからです。

ですから、**コーチング型で対応してくれる医師・介護職を見つけ、相談することで、回**

答者がこちらの中の内なる答えを引き出してくれるかもしれません。

一方的で対話のない医師からは、決して答えは出てきません。認知症の症状はみなさん違っていて、ケアの仕方もバラバラです。ですから、**医師のティーチングでは、一人ひとりに当てはまらないことも多く、悩みは解決しない**のです。

「テレビや本の症状と、うちは違う」

わたしが、介護者同士の座談会に参加したときなどに、みなさんが口をそろえていう意見です。

たとえば、もの盗られ妄想は、もっとも身近な人に疑いがかかると、多くの本に書いてあります。しかし母の場合、身近な息子ではなく、ケアマネさんや義弟を疑ってかかりました。

テレビや本は認知症を紹介するとき、もっとも多いケースをまとめて、パターンにして紹介しがちです。それがわかりやすく伝わるためでしょう。

しかし、認知症の症状は、本当に人それぞれです。

テレビや本が、あるいはティーチングする医師のアドバイスが、中途半端なものに思えてしまうのは、その先の細かい部分、介護者にしかわかりえない世界をカバーしていないからです。

わたしは認知症介護の本を100冊近く読んでみた結果、どうやら自分で母に合う形にカスタマイズしないといけないということが、遠回りしてわかりました。

テレビや本だけでは、足りないということです。双方向で情報交換をして、自分の内なる答えに向き合ったほうが、悩みの解決により近づくのです。

心得42■認知症介護の悩みを文字にしてみることの3つのメリット

「何をいってもいうことを聞かない」

「睡眠時間を奪われた」

内なる答えに向き合うためには、こうした悩みを文字に起こしてみることをオススメします。

なぜかというと、そういった思いはモヤッとしているだけで、はっきりしていないからです。

なぜいうことを聞いてくれないのか、どのように睡眠時間を奪われたのかなどを、文字にしようとすると、頭の中で整理が進みます。わたしも行き詰まったとき、パソコンやスマートフォンに書くようにしています。

書き起こすことを3年間続けてみて、3つのメリットがあることがわかりました。

メリット①あとで振り返ったとき、介護者としての成長がわかる

自分で書いた介護の悩みを、数年後に読み直してみると、必ず思うことがあります。それは、「えっ！　こんなちっぽけなことで、悩んでいたの？」ということ。

今では何でもないことなのに、当時は思い悩んでいた様子がわかります。

たとえば、2年前のわたしの記録には、こう書いてありました。

「3時間会話がとまらず、同じことのくり返し。ほとんどが次の日の予定の質問ばかり」

今もじつは変化はないのですが、受け止め方が違います。3時間同じ話をしていようが、全く気になりません。「ふーん」と、適当に流しています。しかし2年前の自分は、このことを深刻に考えていたようです。

こうやって過去を振り返ると、自分が介護者としていかに成長しているかわかります。

一章でお話しした「慣れ」という処方せんを実践していたことを、文字化することでわかりました。

メリット②悩みの理由がよりクリアになる

さっきまでのイライラを自分でどう解消しようか、せめてだれかに伝えたい……でも、聞いてくれる仲間もいない。八方ふさがりになってしまったら、感情を文字にぶつけましょう。

でも、そんなとき、感情まかせの文章は、頭の中みたいにぐちゃぐちゃです。

「頭きた、ムカついた」

慣れないうちは、小学生のような文章になるかもしれません。でも、なぜ頭にきたのか、なぜムカついたのかについて、もう少し詳しく文章にしてみてください。

「ありもしないような妄想をいうから頭にきた、ムカついた」

文字にしてみると、理由がはっきりわかります。すると、冷静に、頭にきた理由を分析することができますし、それだけでも心がスッキリすることがあります。

メリット③だれかに思いを伝えるというモチベーションが、気持ちを落ち着かせる

簡単なところでは、介護日記を書くという方法があります。しかし、読者は自分1人ではなく、だれかに公表するという目標を立てて、書いてください。

たとえば、介護者の集い、次回診療のときに医師に日記の内容を話す、あるいは、フェイスブックやツイッター、ブログに書くのもいいです。

不思議なもので、ブログや日記を書いていると観察力が磨かれます。自然といろんな話を傾聴し、知らないうちに認知症の人を凝視していることもあります。凝視することで、日頃気づかない症状や体調の変化により気づけるようになります。

わたしのまわりには、自費出版で本を書く人、公の場で自分の思いを発表する人もいらっしゃいます。

介護経験を人に伝えたい。役立ててほしい。自分のような思いはしてほしくない。介護者にはそういう想いをもった人が多いです。

文字にしてみると、こういう場にも活用ができます。

心得43■認知症の人の専門家は「介護者」しかいない！

マサチューセッツ工科大学（ＭＩＴ）のパブソン博士が提唱した法則で、「1日1時間の勉強を1年間継続すれば、どの分野でも専門家になることができる」というものがあります。

いいかえるならば、３６５時間勉強すれば専門家になれるということです。

これを認知症介護に置きかえると、認知症の人と接している時間が、勉強時間になります。

介護初心者というレベルから抜け出して専門家になれる、また継続して勉強できる、唯一の人はだれでしょう。

そうです、介護者ご自身です。

1カ月に1回、15分の診療をするお医者さんですと、その認知症の方に接する時間が３６5時間に到達するのに、約１２２年かかってしまいます。週2回（1回45分）お世話になっているヘルパーさんでも、約5年もかかります。これではいつまでも初心者のままです。

365時間の壁は、一番近くにいる人だけがクリアできる数字なのです。

わたしは母の専門家であり、お医者さんや介護職の方でも決して到達しえない領域です。専門家だから内なる答えをもち、自分で解決できるのです。

●介護者が専門家であったとしても、足りないもの

「わたしはね、やることやってからでないと、座りません」

訪問看護師さんに、必ずこういう母。部屋は確かにきれいだし、コトバがおかしいわけでもありません。だから、365時間に達しない方々は、簡単に騙《だま》されてしまいます。

しかし、専門家のわたしから見れば、ただの「取《と》り繕《つくろ》い」です。母はとくに家事もせず、さっさと座ることもしょっちゅうです。いっしょに時を重ねたからこそわかることであって、ほかの人にはわかりえないのです。

いわゆるプロが認知症のほかの症例を知りすぎていることで、家族がピンとこない典型的なコメント例もご紹介します。

「まだいいほう」
「まだ軽いほう」
これは医療・介護職の方が使う、症状の軽さ、重さをほかの人と比較したときのいい方です。

しかし、家族から見ると、意味を見出せません。ほかの人よりも症状が軽いからまだ大丈夫、という励ましかもしれませんが、家族は目の前の1人としか向き合っていません。「まだいいほう」といわれても、家族はピンとこないでしょう。

比較すべきは、認知症ご本人の症状と、家族がその症状に対応できる術をもっているかどうかです。**他の患者さんや利用者さんとの比較には、何の意味もありません。**

軽度の認知症介護はラクだと思われがちですが、介護の経験が圧倒的に少なく、専門家にもなり切れていないときは、小さなことで混乱し、パニックになるのです。年月とともに認知症が進行していくにつれて、介護者も成長していきます。

医師や介護職の方は、介護者の言動を見て、もし混乱しているようなら、ほかの人との比較ではなくて、介護者と一般的な介護方法とのギャップを見てください。

介護家族は、認知症その人の専門家になりえます。365時間は、絶対に医師も介護職の方も到達できません。

しかし、介護家族も、認知症の医学的知識、プロとしての介護職の認知症ケアなど、到達できない領域が必ずあります。

よく勉強している家族でも、「認知症介護」の専門家ではないし、ほかのケースは知りません。こういったミスマッチが、日本中で起きています。そこを補ってくれるのが、お医者さんや介護職の方々です。

お医者さんや介護職の方から見れば常識なのに、家族は知らないということがよくあります。医療・介護職の方は、多くの認知症の人と触れ合う機会があることが強みです。

双方向でこのすり合わせができたとき、いろんな悩みは一気に解決されるのではないでしょうか。

悩みを解決に導くプロにしか語れないアイディアというきっかけをくださるのが、プロの方々だと思っています。

日本中の認知症介護者が自分の力で解決できているのは、そのきっかけを見つけたからでしょう。

心得44■認知症介護をする人は「共感疲労」に気をつけよう

精神科の世界では、「共感疲労《きょうかんひろう》」とよばれているものがあります。これは、他者の痛みや苦しみに共感するあまり、心が疲れてしまうことです。共感疲労は、認知症介護の世界でも起こりえます。

「京都認知症母殺害心中未遂事件」で執行猶予判決を受けた男性が、その後自殺していたという報道がありました。この事件は、当時86歳の認知症の母親を、10年間たった1人で介護していた54歳の男性が首を絞めて殺害、自分も自殺未遂をしたというものです。異例の温情判決で執行猶予を受けて、お母さんのためにも生きていくようにといわれたのですが、後日投身自殺を図ったのです。このニュースを見たとき、やるせない気持ちになった介護者は多いと思います。

このように、**日々くり返される認知症の報道は、わたしたちを自然と共感疲労させているのです。**

この共感疲労は、精神科医などは、そうならないように訓練を受けたりしているそうです。

しかし、特に介護職や看護師、ボランティアの方はなりやすく、離職の理由にもなると聞きます。

この事実を知ってからというもの、わたしも共感しすぎないよう、注意しています。

先の事件を知ったときも、母と息子の認知症介護という同じ境遇でしたから、共感疲労しないようニュースから距離をとりました。

人間として、冷たいと思われるかもしれません。しかし、介護があるのに、共感疲労までして、つぶれてしまっては意味がありません。相手の話を聞くときに、自分だったらとは考えないようにして、ときには逃げることが大切なのです。

●認知症介護者の「集い」における共感疲労とは?

介護者の集いや認知症カフェが増えています。救いを求める介護者たちが集まり、それぞれの介護体験を話します。わたし1人だけじゃないと思えて、介護者同士で勇気をもらう場所です。

ここで注意すべきことが、この「共感疲労」です。

運営する側は場数を踏んでいるので、「共感疲労」から逃げる方法を知っています。気をつけるべきは、特に初参加の人です。自分を救ってほしいはずなのに、他人の悩みに共感しすぎ、自分の悩みは解決できず、帰宅の途につくのです。場を仕切るファシリテーター（進行役）がうまくないと、参加しても自分は全く話すことなく終わることもあります。感情的になったほかの介護者の話を、止めるのは意外と難しいです。

自慢話がなされることもあります。介護者は介護経験の長さをつい自慢してしまいがちです。わたしのほうが苦労している、まだまだ甘いとついいってしまうのです。これでは聞くほうは、「共感疲労」どころか「共感すらできないただの疲労」状態になってしまいます。

場が明るく共感疲労を起こさない、愚痴でも最後は笑い飛ばす、進行役が上手……そんな集いを探してみてください。

居心地のいい場所を見つけたとき、あなたにとって最強の味方になることは間違いありません。

心得45■「壮絶・悲惨・暴力・貧困」。メディアで見える認知症介護の報じ方を知っておく

私のブログへのお問い合わせ欄に、このような一文があります。

「壮絶な介護を記事にされたい場合は、取材目的と合致しない可能性があります。」

というのは、壮絶さを取材したいメディアが、あまりにも多かったからです。メディアの方とメールでやりとりする、電話取材を受けるものの、最後は不採用ということが続きました。ピーク時は8割がボツになり、多くの時間をムダにしました。

「くどひろさんの介護はいい話だけど、ほしいのはネガティブな話」

「くどひろさんの例はまれで、読者の賛同を得られるものではない」

メディアにとって、介護と前向きに取り組んでいる人はNGで、壮絶で悲惨な家庭ばかりを探しているのです。

特に介護離職したわたしの生活が、どう困窮したかを聞きたいメディアが多いです。たしかにサラリーマン時代の年収と比較すると、まだ半分以下です。それを不幸と思う方は

多いでしょう。

しかし、当の本人は、不幸を感じていません。会社の看板なしで、よく生活できていると自分を褒《ほ》めています。

お金だけが、幸せの基準ではありません。時間の余裕が精神の余裕を生んで、認知症の母にとってもプラスに働いています。

また、妻の給料で生活しているのでは？　という質問もよくあります。そうではないのですが、わたしを「かわいそうな人」として、扱いたいようです。思ったより悪くないよって、いいたいのに。

先日、あるイベントに登壇し、現在の生活状況についてお話しさせていただきました。「決してリッチではない、それでもしれっと介護ができています。レアケースかもしれません」

後日、テレビのテロップに、こう書いてありました。

「認知症介護で仕事を辞めた男性、収入が減って、生活に余裕がなくなる」

なぜ、認知症の情報に偏りが生じてしまうのでしょうか？

人間の脳は、危険から逃れるために、悪い物事に意識がいくようにできているそうです。メディアは、この本質を見抜いているから、ネガティブなニュースを多く取り扱うのです。視聴率や雑誌の部数が増えないと、ビジネスが成り立ちません。

また記者や編集者が、認知症をよく知らず、ネガティブな印象をもっているため、報道内容が事実と変わってしまうということも起きています。

現実として、認知症にまつわる殺人や虐待はゼロではありません。

しかし、このようにメディア情報には偏りがあるということを知っていただきたいし、介護者ご自身で解毒が必要です。

悲惨で壮絶な認知症介護が報じられているのと同時に、**温かく愛に満ちた認知症介護もあります。**しかし、こういった認知症介護はメディアに載りにくいだけです。

こう考えることも、ひとつの解毒方法です。

わたしは、芸能人の認知症ドキュメントは、あまり見ないようにしています。感動をいただくこともありますが、どうしても暗いＢＧＭや演出に目がいってしまうからです。

心得46■認知症介護者を苦しめる3つのロックとは？

介護には、「魔の3大ロック」といわれるものがあります。

身体を拘束する「フィジカルロック」、薬で抑えつける「ドラッグロック」、言葉で圧力をかける「スピーチロック」です。

一方、わたしたち介護者も、じつはいろんなものに「ロック」されてしまっています。

まずは**「マネーロック」。住宅、教育ローンなど固定された支出が多くなって、金銭的に身動きが取れない状態**を指す、わたしの造語です。

想定外の手術、施設への入所、リフォーム費用など、認知症介護をしていると、突然の出費があります。祖母の場合、わたしが5カ月で立て替えた金額は100万円でした。わたしは、「マネーロック」状態にないため、立て替えができました。

支出だけではありません。収入もロックしていませんか？　会社の給料だけで、生活や介護を組み立てようとしていませんか？

1人ひとつの職業と決めなくてよい、という話をしましたが、会社の就業規則が厳しくなければ、収入もロックする必要はありません。収入の源は無限大です。会社の給料だけという発想のロックも解除しましょう。

次に**「タイムロック」**。本来は時計錠のことをいいますが、わたしの造語では、勤務時間がきっちり決まっていて、通勤も2時間かかるといった、**自由度がないタイムスケジュールに日常がなってしまっていること**をさします。

認知症の人が徘徊して警察に呼ばれてしまった、下の世話に1時間以上かかってしまった、デイサービスに行きたくないといい出したなど、予想外の介護が発生することがよくあります。そんなとき、「タイムロック」された1日をすごしていたらどうでしょう?

「仕事に行かないといけないのに!　会議があるのに!」

こういった気持ちを、認知症ご本人にぶつけてしまうことになります。それは、タイムロックが原因です。わたしの場合、職業をフリーランスにしたことで、この「タイムロック」がほとんどありません。母の妄想に、30分以上付き合うことがありますが、イライラしてないので、気持ちに余裕があります。

最後は**「常識ロック」**です。**介護者が「まわりのみんながそうしている」という意識から、自らを「ロック」してしまう**のです。

どういうことかというと、みんなすべて自分の手で介護している、他人に頼るなんてもってのほか、という常識にとらわれすぎている介護者が、本当に多いのです。

もしかしたら、日本では家事も育児もすべて自分でやる人が多いということが、介護にも影響しているかもしれません。また、くずれつつありますが、女性が介護するのが当たり前という幻想もいまだ根強いです。

けれども、介護をアウトソーシングして、何がいけないのでしょうか？　わたしも、週2回のデイサービス、ゴミ捨てなどの訪問介護、週1回の訪問リハビリ、隔週で訪問看護といったアウトソーシングをしています。

介護で「タイムロック」されている方は大変な思いをしているから偉いと尊敬され、自分の時間をつくり出そうとしている人は尊敬されないというのも、不思議です。

そういった「常識ロック」をご自身の手で解除してください。そうすれば、介護の幅が広がり、孤独からも解放されます。アウトソーシングしていると親戚から文句をいわれることもあると思いますが、介護者が主体的であることが大切だと思っています。

見るべき方向は、「世間やみんな」ではありません。認知症ご本人であり、介護者ご自身です。

認知症ご本人には「介助」が、介護者には「ロックの解除」が必要です。

心得47■終わりが見えないときは自分で仮のゴールを見つけてみる

祖母の「余命半年」という4文字は、わたしの人生観を大きく変えるものでした。介護離職をためらわずにできたのも、終わりが見えていたからです。ケンカの多かった祖母に対して、優しくなれたのも終わりがあったからです。

人は終わりのあるものに対して、はかなさを感じます。サクラが散り、花火もパーッと上がって、いつの間にか消えてしまいます。**終わりあるものにはやさしくできるのに、終わりないものにはやさしくなれないのです。**

認知症介護の途中においては、終わりが見えません。3年後に中学を卒業して、高校に進学するといったような、明確なものが介護にはありません。マラソンでも、ゴールテープが見えればラストスパートをかけますが、テープが見えない地点では、そうはなれないでしょう。

終わりが見える段階になったとき、そのはかなさから介護者にやさしさが生まれるものだと思います。ムリにやさしさを発揮しなくてもいいとなったとき、きっと大きな変化がみなさんにも待っていると思います。

わたしの場合、母は祖母と同じ90歳までは生きると思っているので、優しくなれないことがあります。

もしそんな自分になったら、区切りを設定してみることにしています。

今日という日をゴールに設定して、また明日からは別な気持ちで接してみる。あるいは、1時間後には外出するから、あと1時間はガマンして話を聞いてみるという方法もあります。

この考えは、命に関してだけではありません。

終わりが見えないとき、自分で仮のゴールを見つけることで、自分自身に変化を起こしてみてください。

心得48■認知症介護のよさは、その人の「純粋さ」が見えること

母が認知症になる前は、母に対して涙するということは一切ありませんでした。育ててもらったことへの恩、感謝の気持ちはもち合わせていました。それでも涙することはありませんでした。男だからということもあります。

しかし、認知症になってからというもの、ふとした瞬間に見せるその言動に心を動かされることが多くなりました。

わたしたちは日常において、必ずしもストレートに感情を表しません。本当は「ありがとう」といいたいのに、遠まわしに感謝を伝えたり、何かを「好き」という気持ちもハッキリとは伝えずに、「嫌いじゃない」といってみたりすることがあります。

しかし、**認知症の人は、自分の気持ちをオブラートに包むことが下手です。いつも直球勝負ゆえ、介護者は時に傷つき、認知症の人を憎んでしまうこともあります。**

そして、その不器用さ、純粋さに心打たれ、涙することも同じくらいあります。

「わたしは幸せよ。たいした病気もしてないし、恵まれている」

10代から、難病であるシャルコー・マリー・トゥース病と付き合ってきた母。中学校のマラソン大会では、あまりに遅すぎてゴール地点にはだれもいなかったそうです。そのうえ認知症を発症したのに、幸せで、恵まれているといいます。

生活不活発病で、1日中コタツで寝続けて、体が動かない状態になっても、母親としての役割を果たそうと、「ごはんつくらなきゃ」という母。さっきまでケンカしていたのに、東京へ帰るときはケンカしたことも忘れ、純粋な笑顔で手を振って見送る母。真夏の太陽の下、庭木の剪定《せんてい》をしている息子に、水を飲ませたいと足元をフラフラさせながら、水を運ぶ母。さっき水をもってきたのに、5分後にはまた水をもってくる母。

認知症でなかったら、こんな姿を見ることはできません。息子への純粋な思いが、真っすぐに、しかも何度もくり返されるのです。まさか今になって、親の想いをこんなに感じることになるとは、夢にも思いませんでした。そのたびに、わたしは心で泣いています。

「わたしの高校の制服はね、父のブサイクな愛人に買ってもらったのよ」

母は最近、自分の学生時代をよく思い出すようになりました。今まで、息子や娘には決して話さないようなことを、認知症になってから「純粋」に話すのです。

母は高校時代、両親の離婚後に祖父（母の父）に引き取られ、離婚のきっかけになった祖父の愛人と生活していました。祖母はその愛人を当然憎んでいたので、娘の面倒を見ず、妹（母の妹）の三者面談に、学生である姉（母）が参加するという、なんとも不遇な幼少期をすごしていたのです。

おそらく認知症にならなかったら、わざわざ話さないような話です。こういったこともオブラートを突き破って、表に出てしまう……。

認知症介護をしていてよかったと思える瞬間は、そう多くはないかもしれません。しかし、**こういったまっすぐで純粋な心に動かされる経験は、認知症介護ならではといえます。**

心得49■介護者は「ただそこにいる」だけで意味がある

祖母が亡くなる数日前、口はパクパク動いているものの、もはや何をいっているかわからない時間がありました。一方的に話しかけても、反応はほとんどなし。

ものがたり診療所の佐藤伸彦先生はこういいます。

「『何のために生かされているのか、生き続けているのか』を問うのではなく、何もいわないその〝生〟が、ただ〝生き続けること〟で、〝ただそこに在ること〟で、わたしたちに何を語りかけているのか、傍らにあるわたしたちに何をしろといっているのかを問うべきではないのか」

このようなことは、寝たきりの人や死が近づいた人だけではなく、認知症の人にも当てはまると思っています。

たまふれあいクリニックの小関洋先生は、ブログのコメントで、

「訪問診療でも同じことを感じます。相手に受け入れてもらえるまで、ひたすら足を運ぶのです。受け入れてもらえるまで、手出しできませんから。この方法で、信頼関係をつくるのです。信頼関係をつくることに全力を傾ける必要があるのです」

と書いていました。いっしょにいる時間を積み重ねたことで、距離が近づいたということです。

わたしも、年間約20往復して母とすごしているわけですが、料理という役割のほかに、いっしょにいることの意味を感じています。母はわたしが前回来たことも覚えてないし、

何をしたかも忘れていきます。しかし、遠く離れていても、いる時間の積み重ねからか、距離を感じていないようです。帰省して2日も経つと、「あんたがずっと住んでいるような気がする」とよくいいます。

そこにいるだけで家族が集まり、会話のきっかけが生まれる。反応がなくても、ベッドのそばに行くと何かが起こる。そういうことだと思います。

介護というと、下の世話をしてあげたり、食事をつくってあげたり、何か大変なことをしないといけないという意識が芽生えがちです。しかし、ここで示したとおり、**介護者が「ただいるだけで」十分意味があるのです。**

何もしてあげられないとお話しされる介護者を、たくさん見てきました。でも、何もする必要はない、ただそこにいるだけで意味はあるし、役割を果たしているのです。

心得50■長生きの向こう側「認知症と多幸感」

大阪大学人間科学部の権藤恭之《ごんどうやすゆき》准教授は、70代から100歳以上の方、1500人に聞き取りをした結果、80歳を超えると、身体機能の低下にもかかわらず、今の暮らしを肯定的にとらえる感情や人生への満足感が高まることを見つけました。

70代は、できない自分を認めたくないという気持ちや、老いや死に対して不安がありま す。ところが80歳を超えるくらいから、そういった気持ちは薄れ、おだやかで幸せな気分になる「多幸感《たこうかん》」を抱きやすくなる。このことを**「老年的超越《ろうねんてきちょうえつ》」**といいます。

●認知症の周辺症状である「多幸感」

認知症の周辺症状として、「多幸感」があります。うつ状態の反対で、「意味もなく非常によい気分になる感情障害」とネガティブに紹介されている場合もあります。

90歳で亡くなった祖母が、まさに多幸感をよく感じている人でした。大腿骨骨折をして痛いはずなのに、いつも笑っていました。進行した子宮頸がんの痛みも、感じていないように思えました。

72歳の母は、夜中に失禁をします。汚れた下着を隠し、わたしにバレないように早朝に洗濯します。失禁でプライドが傷つき、茫然とするケースもあるようですが、母は全く落ち込みませんでした。

なぜかわからず、かかりつけ医に聞いたところ、この「多幸感」というコトバを教えてもらいました。

母も認知症のため、少し早めですが、70代で多幸感を抱いていたのです。

●喜びや楽しさは介護負担を減らす

認知症ご本人が、怒りや悲しみといった感情よりも、喜びや楽しいという感情をもっているほうが、介護しやすいです。勝気な祖母が、角が取れ、丸くなっていったのは、年齢による多幸感が増えていったからかもしれません。

今、認知症の症状で手に負えない人も、歳を重ねることで「多幸感」が増す可能性もあります。長生きの先に、幸せが待っていると考えたいです。

高齢者にしかわからない、独特の世界観があることを覚えておいてください。

この「老年的超越」という考えから、わたしたち介護者は学ぶべきことがたくさんあると思います。

心得51■「老年的超越」から学ぶ高齢者の頭の中

●「お元気ですか？」という定番のあいさつをしてはいけない理由

体が不自由で介護を受けている100歳の女性でも、娘の話し相手になってあげているという役割をもつことに誇りに感じているそうです。要介護状態においても、ありのままを受け入れ、孤独をも楽しみ、社会的役割にこだわらない人は、幸福感をキープできるというスウェーデンの社会学者・トレンスタムの研究結果もあります。

トレンスタムは、高齢の方と接するときには、体のことに意識を向けさせないほうがいいといっています。

「お元気ですか？　体調はいかがですか？　痛いところはないですか？」

これらすべて、体を意識した質問です。

高齢の方の多くは、体調が万全ではありません。体調が万全であることのほうが少なく、常にどこか悪いことが当たり前だから、若い人ほど気にしないそうです。

ですから、**本人は、体調をほとんど気にしない世界で生きているのに、そこに意識を向けさせることはよくない**のです。

それよりも、

「どんなお仕事をされていましたか？」

「お子さん、お孫さんのことどう思っていますか？」

「お孫さんにはどう育ってほしいですか？」

こういった質問のほうが喜ばれるようです。年をとると、次の世代へつなぎたいという意識が強まることがわかっているためです。

●週1回の面会でも、十分な満足が得られる

特にご高齢の方は、長い時間を待てるそうです。個人差はありますが、毎日会わなくとも、週1回程度の面会でも十分な満足感が得られるそうです。若い介護者とは、時間の感じ方がそもそも違うのです。

しかし、介護する側は、しょっちゅう会いに行かなきゃ！　という強迫観念にかられてしまいがちです。

90歳の祖母は1日中ベッドで、病室の天井をただ見つめていました。大腿骨骨折と子宮頸がんを抱える祖母は、きっと体中痛いのだろう、わたしはそう思いました。

「ねぇ、退屈じゃない？」

「どこか痛いところない？」

この質問を、何度もくり返しました。しかし、祖母の時間は別次元でゆっくりと流れ、体は痛くとも、気持ちはほかにあったのです。また、週2回の面会でも足りないのではと、週3回にしたこともありました。

しかし、これらはすべて「わたし基準」であったことに気づかされました。結果的に自分の責任感を満たすために通院していたのかも……前項の「老年的超越」を知ったとき、そう思いました。

●同居より別居のほうが、老年的超越が高い

「常に相手と接しているよりも、接していない時間をとれる状態のほうが、相手に対する思いを心の中でうまく整理できて、相手とのより深いつながりの感覚をもつことができるかもしれない」

これも、老年的超越の考え方のひとつです。お年寄りでも、独居という1人の時間をつくり、自分に思いを巡らせることが大切なのです。

遠距離介護の回数が足りないのでは？　以前はそう思ったこともありましたが、老年的超越を知ってから、ほどほどでいいと思うようになりました。

この「老年的超越」は、個人差もあります。

けれども、比較的平穏な生活を送ることができている方ならば、高齢者にしかわからない独特の世界観があることを覚えておいてください。どんなに体が不自由で、どんなに記憶を失ってしまっていても、介護する側が思っているほど、不幸せではないようです。

ご高齢者はご高齢なりに、幸せを見つける技術をおもちなのです。

心得52■認知症と安楽死について考える

わたしがあるサイトに「もしも認知症介護中に殺意を感じてしまったら」について寄稿したとき、今までにない数のコメントをいただきました。その中には、全く想像していなかった「安楽死」の話も含まれていました。

介護施設もいっぱいで入れない、在宅介護で家族は疲弊し、殺人を犯す、認知症患者は増え、社会保障費は年々増大する、こんな状況なら綺麗事をいっていないで、国は安楽死を認めろという内容でした。また、家族のことがわからなくなり、下の世話を受ける。ただ生かされている状態になるくらいなら、死んだほうがマシ……そういう意見もありました。

ここで、実際に国が認知症の安楽死を認めている、オランダの実例を見ていきましょう。

●安楽死ができる国、オランダ

オランダの安楽死では、「医師が注射を打つ」または、「医師が準備した致死薬を自分で服用する」方法の2つが認められています。確実に死を迎えることができる前者を患者本人が選択するケースが圧倒的で、後者は最期まで服薬できないこともあるそうです。

2012年のオランダのデータによると、がん患者の安楽死が77・6%、対して認知症は1%です。圧倒的に、死期が迫ったがん患者が安楽死を選択しています。

「認知症患者からの安楽死要請は、特に慎重に臨まなくてはならない」と審査委員会は明示していて、原則は自発的かつ熟慮された要請がまだできる、認知症初期の方だけが対象です。また、通常のセカンドオピニオン以外に、老年医、精神科医との面会が定められています。

「自発的に熟慮して要請する」というのは、高度の認知症の方には通常、難しいのですが、それでも安楽死を認められたケースもあるといいます。

安楽死を選んだ認知症初期の方は、認知症という病気をよく知る人で、失禁や迷子になって家族に迷惑をかけることを恐れていたそうです。自身の尊厳を失うことも恐れ、早くから文書による意思表明を行っていました。周囲からの圧力もなく、死ぬ一週間前でも意思はハッキリしていたそうです。

高度の認知症の方は、24時間監視が必要で、家族のことがわからない状態にまでなりました。とにかく施設への入居が嫌で、回避できないなら死にたい、家族が認識できなくなる前に死にたいという意思でした。医師の面接の際も、自発的な要請はできない状態でしたが、7年という長期にわたる本人や家族への意志確認、本人が耐え難い苦しみを味わってきたという医師の判断のもと、安楽死を認めたそうです。

このような、認知症ご本人の意思を尊重する姿勢は見習うべきだと思います。

認知症の人は自分で判断できないからといって、家族が勝手に代理判断してしまうよりも立派です。

認知症ご本人の意思は尊重しつつ、家族や医師との話し合いを何度も何度も行い、驚くほどたくさんの書類も必要になるそうです。制度の充実や、オランダという国の徹底した個人主義も見逃せません。

わたしの母のエンディングノートには、本人の意思が記してあります。それに従って延命治療もしませんし、できるだけ在宅でがんばることは決めています。毎年、祖母の命日に更新して、最新の本人の意思を確認することもしています。

しかし、この中に「安楽死」も含めて議論することができるだろうか？　と考えると、わたしはできません。やっぱり生きていてほしい。もし母が安楽死を望んだとしても、家族はそれを望んでいないと説得にかかると思います。

ではなぜ、そう思うのか？　それは、祖母が死を意識した瞬間を、目の前で見てしまったからです。

祖母が病院のベッドから落ちて大腿骨骨折《だいたいこっこっせつ》をしたとき、手術をしました。全身麻酔をする際に麻酔医から受けた説明は、1万人のうち8人は死ぬというものでした。0・08％の確率をどう思ったか……わたしは意外と高確率だと受け取ったのです。

病室で、祖母は不安そうにわたしにこういいました。

「おら、死ぬかもしれねぇ」

麻酔で眠る感覚を、死と感じたようです。高度の認知症だった祖母が死を意識したとき、明らかに不安になっていました。認知症がかなり進行しても、死への不安はあるとわかった瞬間でした。

日本には、過剰な医療を避けて本人が尊厳をもって死を迎える「尊厳死」という考えがありますが、法制化はされていません。「リビング・ウィル」という、治る見込みがなく、死期が近いときの医療の希望を書面に残す運動を、日本尊厳死協会が行っています。

しかし、法的な拘束力はなく、本人の希望がかなうとは限りません。

心得53■認知症の人は「死の五段階」で苦しむ必要がないぶん幸せと考える

エリザベス・キューブラー＝ロスが１９６９年に発表した『死ぬ瞬間』（中公文庫）という本があります。彼女は死にゆく患者２００人以上にインタビューした結果、死を受け入れるプロセスがあることを発見したのです。終末期医療の聖書ともいわれるこの本に、「死の五段階」が紹介されています。

第一段階は「否認と孤立」。自分は死ぬはずがないとまず考えます。

第二段階は「怒り」。なぜ自分だけが、こんな目にあうのかという怒りです。

第三段階は「取り引き」。神様に、何でもするから、もうちょっと生かしてほしいと懇願します。

第四段階は「抑うつ」。神に祈ったところで何も変わらない、絶望の淵へ追い込まれます。最終の第五段階は「受容」、最終的に死を受け入れます。この「受容」は、幸福な段階ではありません。感情がほとんど欠落し、人生の最期の休息がやっと訪れた状態です。

患者は、希望を第二段階から最期までもち続けているという特徴もあります。たとえ絶望の段階であっても、わずかな希望はもっているそうです。

●死の五段階と似ている「認知症介護者が必ずたどる4つの心理ステップ」

この五段階は、前著でもご紹介した「認知症介護をする人が必ずたどる4つの心理ステップ」によく似ているなと思いました。

４つの心理ステップとは、

・第１ステップ「とまどい・否定」
・第２ステップ「混乱・怒り・拒絶」
・第３ステップ「割り切り、あるいはあきらめ」
・第４ステップ「人間的、人格的理解」

です。

介護者は、相手が認知症なんかじゃないと「否定」し続けるも、何も変わらず「怒り」に震え、「混乱」します。いずれ割り切ることができるようになり、認知症のすべてを受け入れるという介護者の感情を表したものです。第２ステップまでは、「死の五段階」と全く同じです。

介護者は、このステップを知り、先のステップへ進む努力をしたほうがいいと前著では書きました。しかし自分自身が死に直面した場合、第３ステップ以降は神に願い、絶望の淵をさまよいながら、最後のときを迎えるのです。

認知症介護の経験は、自らの死の直前でもう一度くり返されるかもしれないことを、頭の片隅に入れておくと、人生最後の瞬間まで有効に時間を活用できるかもしれません。もう一度、否定したり、混乱することがあるけど、今度はその先には割り切れないものがあると。

そして**認知症ご本人は、死の五段階を、「鮮明に意識」せずに済むとすると、ポジティブに考えてもいい**のかもしれません。もし脳がハッキリしていたら、何度も「神様お願い」と懇願し、感情が欠落するほど、落ち込まないといけないのです。

死の五段階を、ハッキリとした意識で迎える必要がない認知症の方は、ほんの少しだけ幸せなのかもしれません。

心得54■認知症の将来の不安を払拭《ふっしょく》する「今、この瞬間を一生懸命生きる！」

「過去も未来も関係ない、その瞬間、瞬間に強烈なスポットライトを当てる」

これは１００万部を超える大ベストセラー『嫌われる勇気』（岸見一郎著、ダイヤモンド社）の一節で、わたし自身の生きる指針にもなっています。認知症介護をしていたから、この一節に強く共感できたのです。

認知症の人を見ていると、まさにこの生き方をしていると思います。さっき怒ったことを忘れ、明日の予定もよくわかりません。それでも、その瞬間にはそこにいて、今を一生懸命生きています。

認知症介護者の中には、「先が不安でしょうがない、今後どうしていったらいいかわからない」という方がいらっしゃいます。わたしも祖母と母のダブル認知症介護がはじまったときは、この状態は何年続くのだろうと思いました。

しかし、未来を不安視する、今この時間がとてももったいないと考えるようになったのは、この一節のおかげです。人生は一度しかなく、自分が思っている以上に短いのではないでしょうか。その瞬間その瞬間は、二度と帰ってきません。未来への不安に押しつぶされそうになるなら、今この瞬間で何ができるのか？　そう考えを切り替えていくべきです。

認知症の症状がこの先どう変化するかなんて、だれにもわかりません。だったらその瞬間でできることを積み重ねていくことこそ大切なのです。介護者が明日、介護される状態になることだってあります。自分だけは死なない、病気しないなんてことはないのです。

そして、介護者であるわたしたちは、その不器用で真っすぐな生き方をしている認知症の人から、時間の大切さを学ぶことができます。

今しかできないことが、必ずあります。

あとでやっておけばよかった！　と後悔しないよう、その瞬間、瞬間に強烈なスポットライトを当て続けることで、未来への不安は少しずつ解消されていくと思っています。

この本の著者、岸見先生にお会いしました。『嫌われる勇気』の講演会に、わざわざ岸見先生の本『老いた親を愛せますか？』をもっていって、そちらにサインをいただきました。

「この本、とてもいい本ですよ」

とお話しされていました。わたしもそう思っているので、1人だけ介護本にサインをいただきました。

『老いた親を愛せますか？』から、心に残った部分を引用して、この心得を終わります。

「認知症の親を見ると直近の過去のことすら思い出せないことをかわいそうに思う人があるかもしれませんが、『いま、ここ』を生きる親は、人間として理想の生き方をしているということができます」

認知症という病気が、過去を忘れさせ、その瞬間に集中する環境を与えているとも考えることができます。過去にくよくよせず、**介護の未来におびえすぎないで、今を生きていただきたいと思います。**

心得55■認知症介護をしているからこそ到達できる「人生の幸福感」

アメリカの心理学者、マーティン・セリグマンによると、人生に対する幸福感は３つあるそうです。

①快楽の人生
②充実の人生
③意味のある人生

「快楽の人生」は、レジャーや食事、スポーツなどによって肉体的あるいは感覚的に得られる幸せを追求することです。これの欠点は、慣れが生じてしまうことです。小さなダイヤモンドで満足していたのに、もっと大きなダイヤモンドをほしがるのです。

「充実の人生」とは、仕事、趣味、子育てなど、何かに没頭し、時間も忘れるほどの人生を送ることです。

「意味のある人生」は、自分だけで完結しない、何か大きなもののために貢献し、活動する人生です。他人に貢献し、意味を見出すことで、本当に自分が生きていると感じられるのです。

この中で人生における満足度がもっとも高いものは、「意味のある人生」だそうです。

では、介護は、この3つのどれに当たると思われますか？

そうです、意味のある人生です。

被災地のボランティアとして参加するとき、何か見返りを求めて参加するでしょうか？純粋に被災地の力になりたいという、その思いだけで、現場へと足を運ぶのではないでしょうか？　そして役割を果たしたあと、お金には変えられない充実感があると思います。貢献したいという思いは、間違いなくご自身にとって意味のある人生へとつながる活動です。

認知症介護に関しても、同じように考えてみてください。

認知症ご本人から、感謝されないかもしれませんし、これからもありがとうといわれる機会はないかもしれません。

しかし、**介護したその経験は、意味ある人生へと導いてくれます。**貴重な機会を、わたしたち介護者は与えられているのではないかと思うのです。

わたしも、命や時間の大切さを、認知症であった祖母から感じられたことは、結果として自分にとって、意味ある人生であることを気づくことになりました。

そして今も、介護を通じて意味ある人生にしていきたいと思っています。

おわりに　――次なる目標は「〝看取り〟は自宅で」

いかがでしょうか。本書は少しでもあなたの助けになりましたでしょうか。

この本を読み終わられても、時間が経つとまた、認知症介護に追われる日々がはじまってしまいます。そんなときは、ぜひ、認知症介護のことを、人様に伝えることを目指されるとよいのではないでしょうか。友人や職場の人に、何か発信してもいいです。

発信の輪が少しずつ広がっていくことで、悩みの共有の場ができたり、悩み解決のきっかけとなり、認知症介護で苦しむ人が減っていきます。

まわりの介護者を助けながら、そのノウハウが、ご自身の記憶の中にも定着します。

本を読むだけでは、記憶には10％しか残らず、人に教えて初めて90％の定着率になるそうです。

伝えるときは、一方的に教えるというのではなく、お互いに対話する姿勢で取り組んでみてください。相手の方が内なる答えを見つける、手助けをしてあげてはいかがでしょう。

わたしがブログや本で認知症の情報を発信し続けているのは、こうした思いがあるからです。

認知症介護の最後にやってくるもの、それは看取りです。

わたしは、「まだ認知症ご本人の判断がつくうちに、延命措置や治療方針を聞きとって、エンディングノートに残すべき」と本やブログに書いていますが、亡くなったあともいろんな選択肢があることをご存知ですか?

祖母を看取ったとき、わたしはこれを知らなかったのです。

●祖母が亡くなったあとの「商業的流れ」

午後8時8分。祖母が亡くなった直後、さっきまで病室にあった洋服ダンスが待合室にありました。早く荷物を片付けてくださいという、病院からの暗黙の指示でした。続けて、看護師さんから「葬儀屋さんは、決まっていますか?」と聞かれました。何かあったらお願いするかもと伝えていた親族の葬儀屋さんに、連絡しました。

遺族に配慮しながらも、そう長い時間はかけられないという病院側の意思を感じました。きっと、人情とビジネスの微妙なバランスの中で、仕事をしているのだろう、そう思いました。

死に化粧を施した祖母の遺体は、霊安室に運ばれ、わたしは手を合わせました。葬儀屋の手で、祖母は葬儀会場へと運ばれていきました。全くもって、商業的な流れでした。

遺体に化粧をすることを「エンゼルメイク」といいます。簡易的な死に化粧が多く、看護師さんの私物で行われることもあるそうです。男性の場合、病院によっては遺体のひげをカミソリで「ただ」剃るそうです。クリームをつけずに剃ると肌が荒れますが、遺体もじつは同じで、葬儀会場に到着する頃には、口のまわりが内出血で黒ずんでしまうそうです。

しかし、エンゼルメイクはこうした簡易的なものだけではなく、きちんとしたお化粧、爪切りやスキンケアなども含めることができます。

これは病院や遺族の希望などにより、内容が異なってきます。最期に爪切りをしたという事実で、救われるご家族もいるそうです。エンゼルメイクに参加希望されるご家族は多く、納得感や満足感を感じられるといいます。

また、病院では遺体に寝巻きを着せることが多いそうですが、あるアパレル会社の元社長さんはご本人やご遺族の希望から、背広を着せたそうです。

こういった選択肢もあるということを知っておくだけで、介護への達成感が変わるかもしれません。あまり介護に関わることができず後悔する人も、最期の関わりひとつで、救われることもあるでしょう。

病院で、余韻に浸る暇はないのかもしれません。また余韻がないほうが、悲しみもなくていいという方もいます。しかし、祖母のときのあの商業的な流れ作業感を、今でも後悔することがわたしはあります。

「おかげさまで滞りなく、葬儀を終えることができました」

喪主として、こうあいさつをしたことがあります。これは、参列者や葬儀屋へのお礼の意味です。しかし、遺族としての感情は滞っていて、時間をかけて消化するしかありません。その消化のプロセスの中に、エンゼルメイクのような選択肢もあることを知りました。

「死後の流れをプロの手に任せるようになって、次第に死というものがわたしたちの五感からかけ離れたものとなっているのではないだろうか」

心得49でご紹介した佐藤伸彦先生の問いかけにわたしはハッとさせられ、これから看取る母についても、本当に祖母のような商業的な最期でいいのか、考えるようになりました。

同時に、わたしと同じ思いをほかの方にしてほしくないと思うようになったのです。

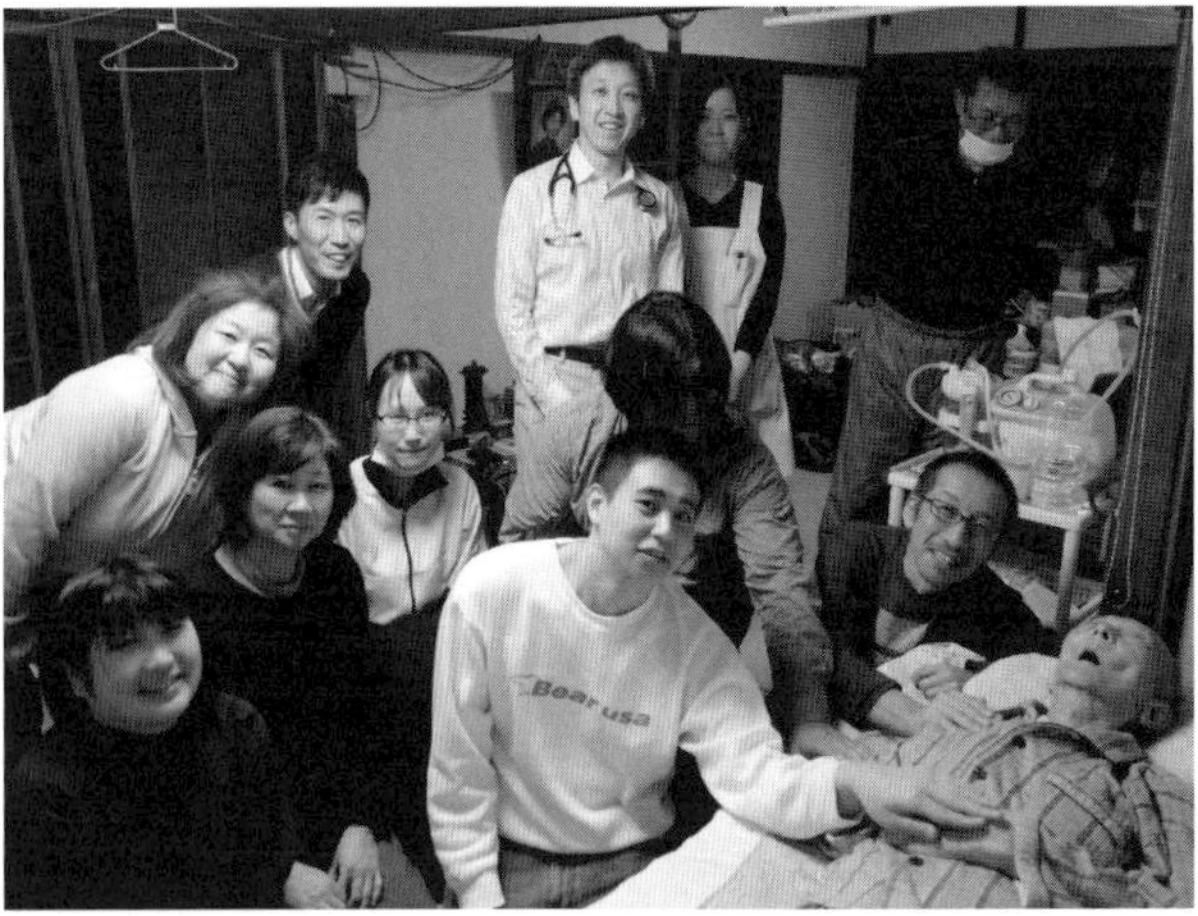

松嶋大先生（上段中央）とスタッフ、ご家族とご遺体の写真
（提供:松嶋大）

●ご遺体を囲んだ写真に感じたこと

最後に、こんな風に最期を迎えられたらいいなと感じた、ある実話をご紹介して終わります。

パシフィコ横浜で開催された認知症治療研究会。会場の巨大スクリーンに、ある1枚の写真が映し出されました。ものがたり診療所もりおかの松嶋大先生、ご家族、スタッフ総勢11人が、担当された方のご遺体の前でにこやかな顔をしている写真でした。

「不謹慎と思われるかもしれません……」

けれども、会場で聴いていた500人近い人々は、きっと次のように感じたことでしょう。自宅で看取ることができたという ご家族の想いや達成感、最期の瞬間まで寄り添った医師・スタッフの苦労、そういったものすべてが、この笑顔に表れているんだと。

母のエンディングノートには、できる限り自宅ですごしたいと書かれています。できることなら、わが家も自宅で最期を笑顔で迎えたい、そう決意させる写真でした。商業的な葬儀しか知らなかったわたしの、次なる目標ができた瞬間でした。こうした選択肢があることを、みなさんにも知っていただきたいのです。

祖母は90歳で亡くなりましたから、少なくともあと18年母を看る覚悟で遠距離介護を続けています。できれば自宅で看取りをしたいと、かかりつけ医の先生にも伝えています。ポジティブな介護をめざしているように思われがちですが、ムリなポジティブは自分が疲れてしまうので、自然なポジティブをめざしています。

人間の脳は悪い物事に意識がいきやすいとご紹介しましたが、ふとした瞬間に人はネガティブになりやすいもの。わたしもそうならずに、ムリに楽しまず、ムダに落ち込まない、今の介護環境を可能な限りキープしていけたら最高です。

「しれっと」の真髄《しんずい》は、心を偏らせないことにあると思っています。ポジティブでもネガティブでもない、ニュートラルな感じです。

最後に、取材にご協力いただいたみなさま、そして前作に引き続き編集をしてくださった江波戸裕子さんに感謝いたします。

ブログ『40歳からの遠距離介護』は更新中ですので、コメントや本の感想などいただけるとうれしいです。

同じ介護するものとして、みなさまが日々穏やかにすごす「心の安定」を願ってやみません。

今日もしれっと、しれっと。

工藤広伸

●参考文献・番組・webサイトなど

『死ぬ瞬間　死とその過程について』(エリザベス・キューブラー・ロス／中央公論新社／2001年)
『安楽死を選ぶ　オランダ・「よき死」の探検家たち』(シャボットあかね／日本評論社／2014年)
『きょうだい介護おやこ介護』(たかはたゆきこ／Amazon Services International,Inc.／2015年)
『完訳 7つの習慣　人格主義の回復』(スティーブン・R・コヴィー著／フランクリン・コヴィー・ジャパン訳／キングベアー出版／2014年)
『アルツハイマー病が劇的に改善した！　米国医師が見つけたココナツオイル驚異の効能』(メアリー・T・ニューポート／SBクリエイティブ／2013年)
「コウノメソッド2016」(河野和彦／2016年)
『老いた親を愛せますか？　それでも介護はやってくる』(岸見一郎／幻冬舎／2015年)
『嫌われる勇気』(岸見一郎・古賀史健／ダイヤモンド社／2013年)
『20歳の自分に受けさせたい文章講義』(古賀史健／講談社／2012年)
『認知症介助士資格試験テキスト』(公益財団法人日本ケアフィット共育機構／2015年)
『伝え方が9割』(佐々木圭一／ダイヤモンド社／2013年)
『ナラティブホームの物語』(佐藤伸彦／医学書院／2015年)
『目からウロコ！　まちがいだらけの認知症ケア』(三好春樹／主婦の友社／2008年)
『治さなくてよい認知症』(上田諭／日本評論社／2014年)
『家族が認知症になったとき本当に役立つ本』(杉山孝博／洋泉社／2012年)
『話が長くなるお年寄りには理由がある』(増井幸恵／PHP研究所／2014年)
『親が倒れた！　親の入院・介護ですぐやること・考えること・お金のこと』(太田差惠子／翔泳社／2015年)
『「動かない」と人は病む　生活不活発病とは何か』(大川弥生／講談社／2013年)
『脳には妙なクセがある』(池谷裕二／扶桑社／2013年)
『暗示で500％能力を引き出す勉強法』(内藤誼人／学習研究社／2008年)
『孫たちに伝わってほしいこと』(天野良平／2016年)
「新時代 New Way of Life」2016年3月号(公益社団法人認知症予防財団)

「サンデー毎日」2015年2月23日発売号(毎日新聞出版)
『〝百寿者〟知られざる世界～幸せな長生きのすすめ～』(NHK／2014年放送)
「暗いニュースばかりが続いてもポジティブさを保つ方法」(Patrick Allan／阪本博希・訳／『ライフハッカー』日本版／2016年)
「介護保険の認定調査結果や主治医意見書は、請求すればもらうことができます」(なな／『親が認知症になったらどうする？』／2016年)
「介護という呪いと、前向きスクリーム」(たかはたゆきこ／『在宅介護しながらウィーンへ行くブログ　猫とビターチョコレート』／2016年)
「虐待ではない？　日常茶飯事で起きている介護職員のケアとは」(市村幸美／『認知症ONLINE／2016年)
「1人1つの職業って誰が決めた？　IT一筋27年、次に選んだ『会社に縛られない2＋1複業』とは」(小沼悟／『サイボウズ式』／2014年)
「介護者家族の介護に対する感情」(小林美貴ほか／『福祉・介護サービスの質向上のためのアウトカム評価拠点』)
「脳の栄養不足を助ける中鎖脂肪酸」(日清オイリオグループ／『中鎖脂肪酸サロン』)
「地域在住高齢者における短鎖および中鎖脂肪酸摂取が8年間の認知機能得点低下に及ぼす影響」(大塚礼ほか／2014年)
「冬場の住居内の温度管理と健康について」(地方独立行政法人東京都健康長寿医療センター／2013年)
「仕事と介護の両立を支える『ワーク・ライフ・バランスケアマネジャー』～ケアマネジャー調査報告書」(中央大学大学院戦略経営研究科ワーク・ライフ・バランス＆多様性推進・研究プロジェクト／2015年)
「『介護ロボットに関する特別世論調査』の概要」(内閣府政府広報室／2013年)
「生活行為向上マネジメント」(日本作業療法士協会／2010年)
「被災していない人にも『共感疲労』という苦しみがある」(香山リカ／ダイヤモンド社書籍オンライン／2011年)

認知症介護で倒れないための55の心得

二〇一六年七月一五日　第一版　第一刷
二〇一九年二月二八日　第一版　第二刷

著　者……………工藤広伸
発行者……………後藤高志
発行所……………株式会社　廣済堂出版
〒一〇一―〇〇五二　東京都千代田区神田小川町
二―三―一三　M&Cビル7F
電　話　〇三―六七〇三―〇九六四（編集）
ＦＡＸ　〇三―六七〇三―〇九六二（販売）
　　　　〇三―六七〇三―〇九六三（販売）
振　替　〇〇一八〇―〇―一六四一三七
URL　http://www.kosaido-pub.co.jp
装　丁……………盛川和洋
印刷所
製本所……………株式会社　廣済堂

ISBN978-4-331-52033-8　C0295